ESSAI

L'ANTHROPO-TAXIDERMIE.

Imprimerie de FÉLIX MALTESTE et Cie, rue des Deux-Portes-St-Sauveur, 18

ESSAI

SUR

L'ANTHROPO-TAXIDERMIE,

OU

SUR L'APPLICATION A L'ESPÉCE HUMAINE

DES PRINCIPES

DE L'EMPAILLAGE,

PAR

Mathias Mayor,

Utile dulci.

PARIS.

BÉCHET JEUNE, LIBRAIRE-ÉDITEUR,

PLACE DE L'ÉCOLE-DE-MÉDECINE, 4.

1838

INTRODUCTION.

On a prétendu de moi (*Journal des Connaissances chirurg.* janvier 1838) qu'un des traits qui me caractérisent consiste dans mon indépendance, au sujet des idées les mieux reçues et les plus habilement professées ; ainsi que dans une espèce de scepticisme et d'opposition, concernant le mérite qu'on accorde à ces mêmes croyances. Il est vrai que, grâce au *libre examen* que j'ai fait de quelques-unes d'entre elles, j'ai été conduit à ce résultat : « Qu'il faut s'en défier d'autant plus, qu'elles sont plus généralement admises, et plus solennellement promulgées, même par des hommes graves. »

Je viens, aujourd'hui, mettre le sceau à cette réputation, par des propositions passablement étranges, mais devant lesquelles je dois d'autant moins reculer, que je les médite depuis nombre d'années, et qu'elles me paraissent de plus en plus dignes d'être prises en considération et utilisées.

Tout devrait, cependant, me faire un devoir de m'abstenir ; car, au lieu de recevoir le plus faible encouragement ou la plus légère approbation, je n'ai rencontré, de toutes parts, que des incrédules, des ricaneurs, des mines refrognées, des opinions hostiles à mes vues, haineuses même, et des prédictions fort lugubres.

Ce qui aurait dû me toucher, surtout, ce sont les conseils donnés par la bienveillante amitié d'hommes instruits et exempts de préjugés, et qui tous me conjuraient de ne pas lutter contre l'impossible, de renoncer à une chimère, de ne pas faire planer, sur mon compte, le ridicule et, peut-être aussi, des

sentimens pénibles, et de ne pas ternir ma réputation par un procédé révoltant, sauvage,
barbare et, du reste fort inutile, ajoutait-on.
Les lettres anonymes, dans ce même sens, tra-
cées, bien évidemment, par une main affec-
tueuse, et dictées par le plus vif intérêt pour
ma personne, ne m'ont pas été épargnées.

Ceci ne concernait, du reste, que la facile
manifestation de mes idées premières, et la
partie purement théorique de mon sujet; mais
lorsque, ne voulant pas me tenir à de simples
données, qu'on aurait pu prendre pour de sté-
riles spéculations et des rêveries, je voulus faire
parler l'expérience et joindre l'exemple au précepte; alors, je me suis trouvé en face d'obs-
tacles bien autrement sérieux, et dont je n'ai
pu triompher qu'avec beaucoup d'efforts et
d'opiniâtreté. Ainsi, j'avais peine à me procurer
la matière première et indispensable, et à faire
préparer des peaux humaines; j'ignorais même
complètement l'art d'empailler; et les personnes auxquelles je m'adressais, et qui pas-
saient pour habiles dans cette partie, me re-
poussaient avec une répugnance manifeste, et

refusaient de prêter leur ministère à de pareilles horreurs.

Le temps, d'ailleurs, et l'aptitude me manquaient pour cette foule de petits détails que réclame l'œuvre qui me préoccupait, et dont je puis, aujourd'hui, présenter l'ensemble.

J'ai donc été réduit à faire venir des peaux de Lyon et de Paris, et j'en ai même reçu qui étaient déjà dans un notable degré de putréfaction et inutiles, par conséquent, au but que je me proposais.

J'ai encore dû recourir, faute de mieux, à un jeune et simple campagnard, depuis peu de mois à mon service, afin de l'initier dans l'art du prosecteur! du mouleur! du modeleur! de l'empailleur, du peintre même! et d'en faire mon bras droit.

J'ai trouvé, du reste, dans mon gamin de village, des dispositions fort heureuses, et qui m'ont permis de continuer mes tâtonnemens, ainsi que mes essais, et de m'éclairer, de plus en plus, au flambeau de l'expérience.

Celle-ci, je le dis avec orgueil, a constamment souri à mes désirs, confirmé mes prévi-

sions, répondu à mon attente et, le plus souvent, surpassé toutes mes espérances. C'est,
au demeurant, ce qui ne manque jamais d'arriver, chaque fois qu'on est placé sur un bon
terrain, et que le *principe,* d'après lequel on
l'exploite et on le cultive, se trouve *juste et
vrai.*

L'application de mon principe s'est donc
développé, rapidement et avec facilité, sous
mes yeux, et m'a toujours fourni des résultats
de plus en plus favorables et sûrs ; de sorte
que, en dépit du redoublement des railleries,
des quolibets et du mauvais vouloir, je conti-
nuai à marcher vers mon but, d'un pas de plus
en plus rapide et assuré.

Je ne regrette donc ni mes luttes, ni les
assauts que j'ai eu à soutenir; et j'en veux d'autant moins à mes détracteurs et à tous ceux
que mon *exécrable manie* révolte si fort, que
leur grande colère m'a servi d'aiguillon, et
m'a lancé bien au-delà des bornes que je pou-
vais espérer d'atteindre.

Mais de quoi s'agit-il donc, bon Dieu? « De
« susbtituer, à un procédé absurde et sans au-

» cun but raisonnable, à *l'embaumement* des
» corps humains, les principes du simple em-
» paillage ; de mettre cette opération à la portée
» de tout le monde, de toutes les fortunes, de
» toutes les localités, de tout individu méritant ;
» d'en faire une *vérité* incontestable ; de n'atta-
» quer, jamais cependant, qu'une très minime
» portion de la surface du corps qu'il s'agit de
» reconstituer ; de conserver par là ce que
» l'individu humain a de plus caractéristique ;
» de prouver que cette portion mince et pure-
» ment tégumentaire est amplement suffisante
» pour reconstituer l'homme *tout entier* et
» dans un état voisin de la nature ; d'avoir la
» faculté de restaurer, chez lui, ce qui aura été
» détruit par la maladie et la mort, ou par la
» vieillesse et la décrépitude ; d'obtenir la faci-
» lité d'associer, à ce même individu ainsi re-
» construit, une toilette, des vêtemens, des
» ornemens convenables, et de les varier à vo-
» lonté ; de rappeler mieux, par ces accessoires,
» le souvenir du défunt, dans les diverses po-
» sitions de sa vie ; de varier ses poses accou-
» tumées, etc., etc. »

Tant d'avantages mériteraient-ils donc, au

moyen nouveau, d'être stygmatisé à sa naissance, et, à son auteur, l'injure et l'animadversion ? C'est ce que le lecteur pourra décider maintenant. Un seul homme m'a encouragé dans mon travail; mais c'est un naturaliste et un savant de premier ordre :

« Je viens de lire, avec bien du plaisir, m'a
» écrit le professeur Agassiz, votre mémoire
» sur la taxidermie humaine. Je le trouve bien
» sous tous les rapports, et je crois que, même
» avec des intentions hostiles, le censeur le plus
» sévère n'y trouvera pas trop à redire. J'ai la
» ferme confiance que tous les esprits indé-
» pendans des préjugés que vous combattez
» finiront par entrevoir l'utilité de votre pro-
» cédé, et que même les plus timides sur-
» monteront l'éloignement qu'ils pourraient
» éprouver, d'abord, pour ce mode de con-
» servation de l'individualité humaine. »

Mais ce suffrage d'un neveu chéri est trop flatteur et doit, d'ailleurs, paraître suspect; il m'importe donc d'en référer à des juges plus impartiaux.

Paris, ce 20 novembre 1838.

M. MAYOR.

ESSAI

sur

L'ANTHROPO-TAXIDERMIE.

CHAPITRE PREMIER.

CONSIDÉRATIONS GÉNÉRALES.

De tous temps et chez tous les peuples, on a mis le plus vif intérêt à conserver les traits des individus décédés, qui s'étaient rendus célèbres par des talens supérieurs, par les places éminentes qu'ils occupaient, par de grandes actions, des services et des bienfaits signalés.

On a épuisé tous les moyens de satisfaire ce besoin universellement senti. Le ciseau, le burin, le pinceau, le crayon, la plume, les moulages et les modelages ont, tour à tour et simultanément, reproduit ces objets d'affection ou de curiosité, sous les formes variées de bustes, de statues, de médailles, de portraits, de tableaux, de croquis, de lithographies, etc., etc.

Mais tous ces moyens sont loin d'être la nature, telle qu'on aime à la voir et qui parle au cœur; ils ne la rappellent qu'imparfaitement, grossièrement, faussement même et, souvent encore, à l'aide seule des illusions de commande ou d'artistes, et où ceux-ci semblent jouer et s'être réservé le principal rôle (1).

Tout est étrangeté et presque ridicule, par exemple, dans les deux plus grands moyens actuels de reproduire et conserver l'homme; *le portrait* et la *statue*. Là, point de saillies, de dépressions, ni de contours *réels*; ici, une couleur, une teinte uniformes qui n'existèrent jamais, et qui ne peuvent jamais se trouver dans la nature; là, au lieu de cheveux ou d'ornemens divers, vous n'avez que de la toile barbouillée; ici, ces mêmes objets et ces prétendues belles et riches draperies sont de pierre ou de grossier métal; là, la figure est, le plus souvent, réduite à des proportions microscopiques; ici, à des développemens gigantesques; des deux côtés on expose, dans toute leur nudité, des parties, (bras, jambes, cuisses, etc.), qui sont rarement mises en évidence dans l'état habituel de la vie;

(1) Si Genève conservait quelques faibles débris de ce qui a appartenu à la tête de Rousseau, on irait les voir avec empressement; et maint *pèlerin* ne s'en approcherait qu'avec un profond recueillement. Mais, près de sa figure colossale, en bronze et affublée de l'accoutrement d'un sénateur romain, si l'on est disposé à des sentimens divers pour le célèbre philosophe, on en éprouve davantage encore pour son habile statuaire. Cependant Pradier pourra trouver des émules, être dépassé peut-être; tandis qu'on a laissé perdre, à jamais, les plus minces traces de la *nature* de Jean-Jacques.

des deux côtés on vise essentiellement à l'effet et à faire briller les ressources de l'art, fût-ce même aux dépens de la ressemblance et de la vraisemblance. Aussi le portrait et le buste les plus ressemblans n'ont aucune valeur aux yeux du monde, si l'on n'y découvre pas le cachet d'un artiste consommé. Cependant c'est la nature elle-même qu'on veut de préférence, qu'on tient à conserver en tout ou en partie; c'est, par exemple, le cœur confié à l'esprit de vin; ce sont des cheveux qui figurent dans des objets de luxe; c'est le corps, *tout entier* et préservé par l'embaumement, auxquels on aime à se rattacher. Vain espoir! Nous verrons plus bas, du moins, ce qu'il faut penser de ce dernier et trop fameux procédé, de ses ridicules prétentions, de ses opérations grossières et repoussantes, et des cruelles déceptions qui l'accompagnent et l'entourent constamment.

Les animaux sont bien autrement privilégiés que l'homme; et, depuis l'éléphant et l'autruche, jusqu'à la souris et à l'oiseau-mouche, tous peuvent passer à la postérité sous leurs propres formes, avec les enveloppes qui leur appartiennent et, pour ainsi dire, comme si la vie ne cessait de les animer.

D'où vient ce singulier contraste, cet étrange triomphe de la brute sur l'espèce humaine? Ils sont, sans aucun doute, le résultat de ces idées superstitieuses que nous ont léguées les premiers âges du monde, sur le *saint respect* que doit inspirer, àtout homme, le cadavre de son semblable. Nul n'osait y porter une main sacrilége, si bien que *l'officier public*, chargé de faire une simple incision au flanc du corps mort, d'un prince égyptien même, et qu'on devait embaumer, était obligé de prendre la fuite aussitôt après cette opération, et le peuple de le poursuivre à coups de pierres, et de le charger de malédictions !

Aussi les plus illustres médecins de la Grèce et de Rome durent puiser, dans la dissection des *singes*, le peu de notions qu'ils possédaient sur l'anatomie humaine. Cette science a donc perdu, par là, et pendant des milliers d'années, non seulement tous ses attraits et son utilité, mais l'anatomie pathologique n'a pas même pu ni germer, ni être comprise pendant bien plus long-temps encore.

Ainsi donc, la connaissance de nos organes les plus précieux, celle de leurs admirables fonctions, les ressources que ces avantages pouvaient fournir à l'art de guérir et surtout à la médecine opératoire et légale ; tant de bienfaits humanitaires se sont évanouis, et toutes ces sources de la plus vive lumière durent se dessécher, à la voix, sans doute, de prêtres ignares, pétris de ridicules préjugés ou de mauvaise foi, et de législateurs plus ignorans, plus absurdes ou plus fourbes encore.

Mais sans remonter aussi haut pour chercher des exemples d'intimidation sur ce point, ne pourrait-on pas demander : s'il y a bien long-temps, qu'en Suisse et ailleurs, on peut porter impunément le scalpel sur un corps en putréfaction et qu'on va incessamment jeter en terre ? et si, aujourd'hui même, on ose le faire bien ouvertement ? (1) Voyez, d'ailleurs, à quoi étaient réduits, de nos jours, les anatomistes de la Grande-Bretagne : à ne disséquer que des suppliciés qu'ils recevaient de la main du

(1) Je pourrais citer, au besoin, les luttes pénibles que j'ai eu à soutenir, quand je m'avisais de faire servir un cadavre à l'instruction d'élèves sages-femmes ; et comment j'ai été reçu, lorsque, pour rédiger ce mémoire et m'éclairer dans sa partie technique, j'ai voulu mettre à profit quelques lambeaux de sujets inconnus et que personne ne réclamait.

Quant à la France, je ne puis rien en dire ; je sais seulement que notre célèbre Haller, se trouvant à Paris, n'a pu y obtenir un cadavre pour servir à quelques-unes de ses belles recherches, et pour certaines démonstrations. Il fut si piqué de ce refus, qu'il n'a jamais pu le pardonner aux Français. — Voici, du reste, sur cet homme illustre, une petite anecdote qui peut se rattacher à mon sujet, ou n'être pas déplacée ici. Ce grand physiologiste était occupé à la dissection d'un fœtus, et se faisait aider par son fils, auquel il désirait faire suivre la même belle carrière, qui avait jeté tant d'éclat sur son nom. Mais le jeune homme, qui avait passablement de répugnance pour tout ce qui tenait à un cadavre, fit une mine plus que refrognée en en voyant les membres épars sur une table. Il fit ou dit encore quelque chose qui déplut au père, et celui-ci, dans un de ces mouvemens de vivacité dont les hommes supérieurs sont loin d'être exempts, saisit un des bras du fœtus et en appliqua un vigoureux coup sur la joue du malheureux débutant. Il n'en fallait pas tant pour lui faire prendre, tout-à-fait en guignon, la médecine et les sciences qui s'y rattachent. Au lieu donc d'un médecin malgré lui, la ville de Berne eut un financier très-habile, et qui se repentit d'autant moins de ce changement d'état, qu'il lui procura l'honneur d'être le banquier et l'ami de Napoléon.

bourreau ! Ou à se servir de corps exhumés, il-
licitement, par d'avides *résurrecteurs*! ou bien enfin, à encourager l'horrible industrie de certains
monstres, qui se chargeaient d'assassiner leurs semblables, pour les livrer, froidement et à prix d'argent,
à des pourvoyeurs de cadavres !

Avec tant d'élémens de réprobation générale,
avec cette horreur universelle si religieusement ins-
pirée et sentie, avec cet anathème lancé contre tous
ceux *qui ne savent pas respecter jusqu'à la cendre des
morts*; faut-il s'étonner qu'on n'ait pas songé jusqu'ici d'appliquer, à *l'homme*, les plus simples procédés, dont on use avec tant de facilité pour conserver, sous leurs propres formes, un chien, un
oiseau qu'on aimait ?

Et cependant, la peau humaine ne diffère guère
de celle de la plupart des autres animaux, et elle
est susceptible d'être *mise* et *montée*, c'est-à-dire,
d'être préparée, conservée, et comme on dit encore, EMPAILLÉE, exactement comme celle de ces
derniers, et d'après les règles de cet art conservateur, auquel les zoologistes ont donné le nom de
TAXIDERMIE.

Or, je le demande, quel avantage n'offrirait pas
ce moyen pour rappeler le souvenir d'un parent,
d'un ami, d'un bienfaiteur, d'un grand homme?
pour les laisser tels qu'ils existaient, et pour continuer, pour ainsi parler, à vivre à leurs côtés?

Si la réponse à ces questions est facile, ce qui
concerne le moyen et l'exécution *semble* être, au

premier aperçu du moins, beaucoup plus simple chez l'homme que chez les animaux. Chez ceux-ci, en effet, l'individu, *tout entier*, doit être rétabli exactement, au risque de passer pour incomplet et tronqué. On sait assez, cependant, qu'on ne saurait ni les reproduire, ni les conserver par l'embaumement le plus parfait, que la seule proposition de ce moyen ferait sourire de pitié, et qu'au contraire, l'empaillage est, partout et pour tous, un procédé aussi facile que fidèle pour les faire connaître, les étudier, et pour les réunir agréablement dans un musée.

Ce mode est tellement indispensable et *spécial*, qu'il ne saurait être remplacé par aucun autre, et que la peinture et la sculpture, même dans leur plus haut degré de perfection, ne pourraient lui être substituées, du moins pour satisfaire les justes exigences des naturalistes. Je prends acte de ce fait, en faveur de mon moyen, et je me réserve d'en faire sentir toute l'importance.

Je viens de dire que la taxidermie *semble* être plus simple chez l'homme que chez les animaux : c'est que l'ensemble de l'homme est, en quelque sorte, dans sa tête uniquement, et même dans son visage seul; c'est là que se dessine son individualité, d'autres diraient son âme; c'est, par sa physionomie et l'expression qui y règne, que nous reconnaissons, que nous nous rappelons le mieux tel individu, et que nous le distinguons plus particulièrement de tout autre.

CHAPITRE II.

BASES DE L'ANTHROPO-TAXIDERMIE.

C'est donc la tête, exclusivement, qu'il importe et qu'il suffit d'obtenir et de conserver, s'il s'agit de la taxidermie humaine; c'est, d'ailleurs et à part les mains, la seule partie du corps qui ne soit pas habituellement recouverte et masquée par des véfemens; et c'est aussi celle qu'on se contente de reproduire dans les bustes, les portraits et les médailles. Car, on le sait assez, cette tête ou cette physionomie humaines, une fois obtenue, rien n'est plus facile que de lui associer, au besoin et par les moyens *les plus vulgaires*, (1) tout ce qu'on serait jaloux de réaliser, sous le rapport de la taille, des poses, etc., afin d'avoir, par là, l'ensemble de l'individu, tel qu'il apparaissait habituellement, ou tel qu'on le voyait ou qu'on aimait à le voir dans telle circonstance de sa vie.

Je ne m'occuperai donc essentiellement ici que

(1) Tels sont, par exemple et parmi les plus grossiers, les remplissages avec de la paille. du foin, de la filasse, d'un habit. d'un pantalon, de souliers ou de bottes.

de la téte humaine, et surtout de sa région faciale. Mais ma tâche n'en sera pas moins très-lourde ; car la peau du crâne et du visage, outre les procédés les plus délicats qui sont usités en taxidermie, réclame encore un grand nombre d'opérations spéciales et indispensables. Mais lorsqu'elles sont judicieusement suivies et exécutées, la taxidermie humaine laisse peu à désirer, et rendra désormais les embaumemens sans but, pour ne pas dire inconcevables et absurdes.

Pour obtenir, par la taxidermie, une tête qui soit, autant que possible, ressemblante à celle dont on veut perpétuer l'image et les traits, il est indispensable :

1° D'enlever les tégumens du crâne et de la face du sujet dont on possède le corps mort ;

2° De leur faire subir les préparations nécessaires, afin de les mettre à l'abri des injures du temps et des insectes ;

3° De constituer un corps ou *moule*, conformé de manière à pouvoir remplacer les tissus dont on vient de séparer ces tégumens ;

4° De modeler certaines parties sur ce moule ou sur les tégumens eux-mêmes ;

5° De remplacer quelques autres pièces par des moyens artificiels convenables ;

6° D'appliquer la peau sur la forme choisie et préparée d'avance ;

7° De rendre à cette peau sa couleur naturelle :

8° D'entourer la tête, ainsi reconstituée, avec les objets que portait le défunt, ou avec ceux qu'on désire qu'il ait dans son nouvel état ;

9° De placer cette tête d'une manière convenable.

Nous allons passer rapidement en revue ces procédés divers.

ART Iᵉʳ.

Dissection de la peau.

Cette opération n'offre rien de particulier, et elle aura lieu de manière à séparer, avec soin, le derme de tous les tissus étrangers sous-jacens. On obtient, par là, que la peau soit d'abord très-mince et, en conséquence, plus facile à être imprégnée par les préservatifs, et qu'elle puisse ensuite s'étendre mieux sur la forme *cranio-faciale* qu'on aura choisie, s'y mouler et en prendre, plus exactement, toutes les inflexions diverses. On aura, d'ailleurs, l'attention de conserver les cheveux, les sourcils, les cils, les cartilages du nez, les lèvres, les oreilles et, parfois aussi, une partie des tégumens du col.

Pour cet objet, il suffira de pratiquer, d'abord, une incision circulaire au-dessous des clavicules, et une seconde perpendiculaire à la première, et qui s'étendra depuis la nuque jusqu'à l'extrémité postérieure de la suture sagittale ; afin qu'on obtienne, par la dissection, une espèce de calotte, tout en avi-

sant que la face soit parfaitement intacte et à l'a-
bri de toute lésion.

S'il est question d'une main, de ce chef-d'œuvre
admirable qui, lui aussi, distingue si fort l'individu
de l'espèce humaine, il suffira de faire une incision
circulaire au-dessus du poignet, et de renverser la
peau comme on retourne un gant. Et s'il s'agit d'un
enfant ou d'un fœtus dont on voudra conserver la
peau tout entière, on ménagera les coups de scalpel, de manière à ce qu'ils paraissent le moins possible, après qu'on aura réuni le tout par la suture :
on s'appliquera donc à renverser et retourner cette
peau à mesure qu'on la disséquera.

La préparation des lèvres exigera seulement quelques précautions; car il faudra en disséquer, avec
délicatesse, les tégumens ténus et fins, et les séparer du tissu spongieux et érectile sous-jacent,
parce que celui-ci ne manquera pas de se dessécher
et, par conséquent, de faire prendre à la bouche un
genre et une forme qui pourraient n'être pas, tout-
à-fait, conformes à l'expression naturelle qu'on est
jaloux de rappeler : on enlèvera donc tout ce
tissu-là.

ART. II.

Préservation des tégumens.

Les moyens propres à *préserver* les tissus tégumentaires, tout à la fois et contre leur décomposition physico-chimique et contre les insectes, sont

assez nombreux et bien connus des naturalistes *préparateurs*; aussi l'anthropo-taxidermiste ne saurait mieux faire que de s'y conformer.

Les recherches de M. Gannal semblent ne laisser aucun doute sur la prééminence de l'acétate et du sulfate simple d'alumine, en solution plus ou moins concentrée : on pourra donc leur accorder la préférence. L'acétate d'alumine paraît, d'ailleurs, offrir le grand avantage de ramollir les tissus et de disposer, par là, les tégumens à s'étendre mieux sur les objets destinés à reproduire leur forme primitive ou celle qu'on désire leur faire prendre.

Si la peau est fraîche, souple, exactement dépouillée de tous les tissus et corps étrangers, et si elle a été lavée et essuyée avec soin, il faut incessamment la soumettre à l'action de l'un ou de l'autre de ces *préservatifs* liquides, afin qu'elle en soit suffisamment imprégnée et protégée. On peut, dans ce but, avoir recours aux lotions simples, avec une solution concentrée de l'un ou de l'autre des sels délitescens que je viens d'indiquer; ou bien à un bain plus ou moins prolongé, dans une solution plus ou moins étendue de ces mêmes sels (1).

Grâce à l'un ou à l'autre de ces moyens, la peau humaine, tout comme celle des animaux, est désormais comme *tannée* et assez *inaltérable*, de sorte

---

(1) Si je n'indique pas l'injection même des capillaires, c'est que je veux rendre mon procédé aussi simple que possible; mais rien n'empêche d'y avoir recours.

que, dans cet état, elle est apte à revêtir, à nouveau, toutes les formes qu'on voudra lui donner et qu'il faut, en effet, s'empresser de lui faire prendre, pendant qu'elle est encore souple, molle, et susceptible de se mouler ou *calquer*.

Mais s'il arrivait que cette même peau se fût desséchée et durcie, avant qu'on eût pu lui faire prendre les formes convenables, on la ramollira, en l'humectant et en la baignant dans une solution alumineuse, jusqu'à ce qu'elle ait acquis la souplesse convenable; puis on l'étendra, ou PLAQUERA sur le corps quelconque qui doit lui servir de moule ou de forme.

C'est ainsi que procèdent les ornithologistes, et on peut adapter en toute confiance, au tégument humain, ce qu'ils font chaque jour avec celui des oiseaux qu'on leur expédie des régions lointaines, dans un degré complet de racornissement et après avoir été *mis en peau*.

Art. III.

Formes ou moules propres à recevoir la peau.

Le corps qui doit servir de soutien, de forme ou de moule à une peau ainsi préparée et *préservée*, doit, dans la règle, représenter, *aussi exactement que possible*, le crâne et la face du défunt, tels qu'ils étaient au moment même où l'on en a enlevé les tégumens communs.—On conçoit, de reste, la rigueur et la justesse du précepte, puisqu'en réappliquant la peau, immédiatement, sur les tissus dont on vient de la séparer, on reproduirait exactement, par cette espèce de doublure, les mêmes traits et la même figure; et que l'expression de ceux-là et de celle-ci serait, au contraire, évidemment changée, si le corps sous-jacent avait, lui-même, subi la plus légère altération.

Cette dernière considération est grave et a, sans contredit, puissamment contribué à décourager les taxidermistes d'appliquer leur art à la figure de l'homme. Car, s'il suffit d'une si minime partie du corps humain, de la peau de la face seule, pour le taxidermer, il faut bien se persuader en même temps, que, pour obtenir des résultats désirables, il se présente une foule de difficultés, qui n'existent pas pour la tête de la plupart des animaux.

Ceux-ci, en effet, n'ont pas, sur la face, ces tissus, ces muscles, ce teint nuancé et cette mobilité qui donnent, à l'homme, une si grande variété d'expressions, dans les divers états de vie et de mort, de santé et de maladie, de veille et de sommeil, de passion et d'apathie; dans les différences d'âge, de sexe, de positions sociales, de saisons, de climats, et dans une foule d'autres circonstances bien connues. On sait assez, en effet, que l'influence de chacun de ces accidens change, du tout au tout, un individu de l'espèce humaine, ou lui imprime un cachet tout particulier.

On comprendra donc, que la moindre circonstance, la plus légère impression suffiront, après la mort, tout comme dans la vie, pour *décomposer* la physionomie d'un homme. Aussi ne faut-il pas s'étonner que, pour pouvoir reproduire ces nuances et ces détails infinis et caractéristiques, pour aller au devant de tant de difficultés et en triompher, la taxidermie humaine ait besoin de réclamer des secours nombreux et qui sont, la plupart, étrangers aux taxidermistes vulgaires, et tout à fait inconnus des embaumeurs.

En conservant le nom de *forme* ou de *moule* à l'ensemble des moyens, qui, établis sous la peau, doivent servir à replacer celle-ci dans sa condition prèmière et normale, je dirai que ce moule peut être *naturel* ou *artificiel*. Mais comme on ne sera pas toujours libre de choisir, et qu'il faudra, dans certaines circonstances, savoir se résigner et se tirer d'affaire, je dois donner quelques explications sur l'un et sur l'autre de ces moules.

A. Des formes cranio-faciales artificielles.

Pour passer du simple au composé et donner, tout d'abord, une idée grotesque du moyen, j'irai l'emprunter aux coiffeurs. Eh bien ! qu'on ajuste, sur l'une de ces boules de bois qu'on appelle, je crois, *tête à perruque*, la peau d'une tête bien connue, et qu'on l'accompagne, surtout, de quelques-uns des objets qui la recouvraient habituellement ; chacun, à l'instant, la désignera en la signalant, même à une certaine distance. Ce fait seul en dit déjà presque assez pour lever mainfs scrupules, vaincre bien des résistances, éclairer certains doutes et prévenir quelques objections.

Or, si un simple corps arrondi peut produire un pareil effet, une telle illusion, on pourra se le procurer en bois, en feuilles métalliques, en fil de fer, en cire ou en plâtre, et ces moyens constitueront autant d'espèces de moules artificiels, pour la taxidermie de la tête humaine. — Mais ce mode présente trop de difficultés dans l'arrangement de la région faciale, pour être d'un usage habituel; il ne sera donc adopté que faute de mieux, et on aura recours, de préférence, au soufre, à la cire et surtout au plâtre, pour constituer une tête humaine propre au but du taxidermiste.

On peut obtenir un globe convenable en plâtre, en moulant le crâne et la face du sujet, *immédiatement après* qu'on en aura enlevé la peau, et en faisant servir cette empreinte pour constituer la forme sur laquelle on adaptera ce même tégument, lorsqu'il aura subi les préparations convenables, à l'aide des procédés chimiques qu'on connait.

Le résultat qu'on obtiendra, par cette opération, est évident, et semble être subordonné à la solution qu'on donnera à la question suivante: « L'aspect d'une tête serait-il notablement changé, si, après en avoir enlevé la peau par la dissection, on la réappliquait immédiatement, telle qu'elle était et, très exactement, sur les mêmes régions respectives? » Tout chirurgien qui aura fait un point de suture, ou appliqué quelques bandelettes agglutinatives, lors d'une plaie hideuse de la face, n'hésitera jamais à répondre si, d'ailleurs, il n'était pas donné au premier venu, de s'édifier à l'instant, sur le visage d'un cadavre.

Ce mode est précieux, sans doute, afin d'obtenir, de suite et bien exactement, les contours et les bosses du crâne, et pourra surtout sourire aux partisans de Gall (1). Mais le plâtre sera, malheureusement et trop souvent, défectueux et incapable de rendre les véritables traits et l'expression réelle de la physionomie. Car, lorsque la mort est survenue après une longue maladie, et qu'une émaciation considérable en a été l'inévitable conséquence, on ne pourra, en aucune façon, compter sur la fidélité du moyen; ou plutôt, cette même fidélité sera plus ou moins

(1) Toutefois, comme la science phrénologique est encore problématique, et qu'on pourra consulter la *biographie* plutôt que le crâne des individus taxidermés, s'il s'agit d'en déduire leurs dispositions respectives, on comprendra facilement qu'un sphéroïde quelconque, et ayant des proportions convenables, sera toujours suffisant pour réformer le crâne *seul;* et que tout gîra bien évidemment dans l'art de taxidermer la région faciale *seulement,* afin de rappeler, à l'instant même, l'individu tout entier. C'est donc à saisir, à rassembler et à reproduire *solidement* tous les petits détails et tous les traits caractéristiques qui constituent la face, qu'il faudra s'attacher, tout d'abord et presque exclusivement. Car, si l'on réussit sur cette région, tout le reste sera facile et sûr ; tandis que, si l'on échoue dans ce point fondamental, il faudra donner trop de valeur à de simples accessoires, et s'attendre à de cruelles déceptions. Le masque donc, avant tout.

déplorable. On sait, en effet, qu'à la suite de certaines affections morbides, les changemens, les altérations du visage sont tels, qu'on a souvent assez de peine à reconnaître l'individu, alors même qu'il est encore plein de vie et, peut-être, en voie de convalescence.—A plus forte raison sera-t-il plus défiguré encore et parfois méconnaissable, lorsqu'il aura été sous l'influence des contorsions de l'agonie, et qu'il ne sera plus sous celle de l'innervation et de la circulation. Voilà pourquoi, et pour le dire en passaut, les moulages, *après la mort*, trompent si souvent l'attente des parens et des amis, et qu'ils sont loin, en effet, de rappeler celui dont on déplore la perte.

Ces mêmes réflexions s'appliquent, bien davantage encore, à *tous* les procédés de conservation qui ont pour résultat l'embaumement. Mais je me réserve de revenir sur ce sujet important.

Du reste, en étendant la peau, tout simplement, sur un moule de plâtre qu'on aura confectionné, *après la mort et d'après le mort*, il sera assez difficile de rendre, avec exactitude, les rides, les grâces, le sourire, la sérénité, la gravité ou tel autre trait caractéristique qu'on tiendrait surtout à faire ressortir.

Il conviendra donc, pour remédier à ce grave inconvénient, d'avoir recours à quelque moyen supplémentaire et propre à formuler ces expressions variées, ainsi qu'à rétablir, plus ou moins exactement, les brèches diverses qu'auront pu faire la maladie et la mort. Mais ce point rentre dans l'article suivant, où je vais traiter du *modelage*, et dont, sans doute, on entrevoit déjà le but, la nécessité et la facile application.

Il est, toutefois, un moyen précieux de s'épargner tant de peines et d'éviter tous ces embarras : c'est de se servir du moule en plâtre du défunt, si, par bonheur, il en existait qui eût été pris *lorsque l'individu avait bonne mine ou de la santé*, et avec ou sans l'arrière-pensée d'une taxidermie éventuelle (1).

(1) Au nombre des précautions à prendre, au moment où l'on va mouler la figure d'un mort ou d'un vivant, c'est de chercher à donner à leur physionomie un aspect convenable. S'il s'agit donc d'un cadavre, on maniera, on coordonnera les différentes parties du visage, de manière à procurer, à celui-ci et à la bouche surtout, l'expression qu'on aura cru devoir choisir, et à éviter tout ce qui sera jugé faux ou peu en rapport avec l'état qu'on a en vue.

L'individu plein de vie qui veut se faire mouler doit, par avance, s'occuper un peu, soit en face d'une glace, soit en consultant des personnes intelligentes et de goût, à prendre et à garder, pendant l'opération du moulage, telle expression donnée, et à éviter des contresens et, surtout, cet air soucieux, triste ou sévère, qui jure parfois, ou qui est, le plus souvent, fort déplacé. Cet aspect, un peu étrange, se conçoit du reste très-bien, et est dû à des idées de plus d'un genre, qui ne manquent pas de préoccuper chaque sujet dont on cherche à conserver les traits par le plâtre. Il semble presque que ceux-ci soient prêts à disparaître pour toujours, et qu'il faille se hâter de les saisir au plus vite. Et puis, les apprêts de l'opération et le moulage lui-même, qui a quelque analogie avec un enterrement, tout cela n'est rien moins que gai ; de sorte qu'il est tout naturel qu'une teinte sombre et mélanco-

Pour se convaincre de l'exactitude de cette asser-
tion, qu'on se figure une statue ou un buste quelconque, et qu'on se demande : si. la tête qui les
surmonte serait moins ressemblante, lorsque ses
proportions auraient subi une augmentation ou une
diminution, partout exactement, *d'un quart de ligne*
environ ? Si cette figure n'aurait pas la même expression, lorsque, après en avoir enlevé une couche
mince, on parviendrait par un procédé quelconque
à la réappliquer, mais un peu plus épaisse et précisément à la même place ? Si on ne la reconnaîtrait
plus lorsque, prenant ce même visage pour une
forme, on appliquerait par dessus la peau amincie
et comme *laminée* de l'individu même qui est ici
représenté ?

Nous verrons, plus tard, quel parti nous pour-
rons tirer de ce plâtre, moulé *sur la tête d'un individu vivant*, pour reproduire ce dernier, par la
taxidermie *et de son vivant aussi*. Nous dirons, seulement, qu'il faudra faire disparaître de ce moule les
traces des cheveux, des favoris, des cils, des sour-

---

lique se répande sur cette empreinte en plâtre, qu'elle en
fausse le sens et qu'elle trompe ainsi l'attente de tout le
monde.

Un de mes amis, profitant de la présence, à Lausanne, de
l'habile mouleur qui avait été très long-temps à la disposition
de Gall et de Spurzheim. eut la fantaisie de reproduire ses
traits en plâtre ; mais il n'y put tenir, et au moment même
où l'opération allait être consommée, il se révolta contre sa
position *sous-terraine*. et mit subitement en pièces l'empreinte encore molle qui le recouvrait péniblement.

cils, et des oreilles; parce que la peau destinée à le recouvrir, présente tous ces objets au naturel. Il faudra bien encore évider les orbites, afin de faire place à des yeux artificiels, si l'on tient à y avoir recours; et on devra également ratisser les paupières et les lèvres, si leur conservation intégrale est jugée inutile ou nuisible au but qu'on se propose.

B. Des formes cranio-faciales naturelles.

On peut compter, au nombre des moules *naturels*, un crâne préparé d'avance, appartenant à un *autre* individu, et qu'il suffira de recouvrir, immédiatement, avec le derme du décédé actuel, après lui avoir donné, par le modelage, la forme qu'il doit conserver.

Mais ce qui est plus fidèle *et plus naturel*, sans contredit, c'est le crâne de l'individu même qu'on cherche à reproduire. Or, le taxidermiste peut l'obtenir de deux manières différentes : ainsi, après l'avoir dépouillé et ratissé exactement, comme il fait avec certains animaux qu'il veut empailler, il l'enduira convenablement de préservatifs, tant en dehors qu'en dedans. Ou bien il le fera bouillir suffisamment, afin de le débarrasser, mieux et plus facilement, de tous les tissus mous dont il est entouré, et qui pourraient nuire à la prompte application des tégumens de la région cranio-faciale du sujet en question.

Il est bien entendu, du reste, qu'on pourra conserver à ces moules naturels, les dents de l'une et de l'autre mâchoire, ou les remplacer; qu'il faudra soutenir et reformer le nez avec quelques fils de fer, ou d'autres moyens artificiels; et qu'on aura soin de garnir et *modeler* cette charpente osseuse, comme nous le verrons et partout où il sera nécessaire, afin de remplacer les tissus mous qui auront été absorbés, ceux qu'on aura dû enlever, et ceux qui devront nécessairement se dessécher et s'altérer. — Sans ces précautions essentielles, la ressemblance serait, plus ou moins, manquée, surtout s'il s'agissait d'un sujet mort avec des joues arrondies et, comme on dit, *en pleine peau*, ou d'un individu dont l'embonpoint remarquable aurait disparu subitement, par l'effet de la maladie.

Ces moules naturels finiront, peut-être, par l'emporter sur les artificiels; car, outre qu'ils réunissent certains avantages, on obtient et on conserve, de cette manière, *l'ensemble* de la plus noble partie de la créature humaine. — Mais, c'est sans doute trop exiger d'abord; et afin de favoriser l'adoption du moyen, et de ne pas trop effaroucher les esprits, on devra, pendant quelque temps encore et dans certaines circonstances, se contenter de soutiens purement artificiels.

Il est donc manifeste que le taxidermiste n'éprouvera jamais la moindre difficulté de restaurer *les deux tiers*, au moins, d'une tête humaine (le crâne proprement dit), et qu'il n'aura guère que l'embarras du choix, pour les asseoir sur un moule convenable et propre à les reproduire très-bien. Ainsi, une simple boule de bois, une carcasse creuse et arrondie, en tôle, en fil de fer, ou en plâtre, un crâne étranger au défunt et, enfin, le crâne même de ce dernier; voilà tout autant de moyens propres à recevoir les régions de la peau qui correspondent au cuir chevelu, au front et aux tempes, et qu'il suffit, en quelque sorte, d'étendre sur l'un ou l'autre des moules ci-dessus, pour en avoir, aussitôt, la *doublure* et le *calque* plus ou moins suffisans.

Toute la difficulté consistera donc, « *dans la taxidermie de la bouche et de la partie des joues qui environne les lèvres ; et dans le jeu et l'expression qu'on voudra donner à cette région centrale du visage.* » Mais cette difficulté bien réelle sera considérablement réduite, si l'on réfléchit: 1° Qu'il s'agira, le plus souvent, de rendre la pose et de produire l'effet d'un individu qui *dort paisiblement* ; 2° Que le même sujet est loin d'avoir eu toujours le même aspect, et qu'il peut, par conséquent, en changer légèrement. sans cesse d'être lui-même; et 3° Qu'on peut, avec des moyens assez simples, lui faire prendre tel genre qui sera convenu de lui donner *définitivement.*

Du reste, s'il s'agit de formuler un maxillaire inférieur, analogue à celui du défunt, et qu'on puisse adapter à toute espèce de moule, le fil de fer se prêtera toujours admirablement pour le *dessiner* tel qu'il convient, et pour servir de base au modelage et aux remplissages divers qui seront destinés à re-

produire tout ce qui doit constituer la partie infé-
rieure de notre ovale cranio-facial.

On le voit, d'ailleurs, le moule le plus parfait et le
plus propre à la taxidermie humaine, sera celui auquel
on aura judicieusement fait concourir, les os naturels, le plâtre, la cire ou le fil de fer. Ces élémens
sont assez indispensables, et devront s'entr'aider
réciproquement, si, du moins, on veut faire ressortir l'ensemble et les détails minutieux de toute figure humaine, qu'on sera jaloux de reproduire et de
conserver le mieux possible.

Cette réflexion est surtout vraie, si la maladie et
la mort ont considérablement altéré les traits et
l'expression du visage, et si l'on tient à conserver
le propre crâne du défunt; mais si la physionomie
est peu changée, si elle paraît sous un aspect naturel et convenable, ou s'il est convenu qu'on veuille
l'obtenir et la conserver dans l'état où elle se trouve
actuellement, le moule en plâtre *seul*, pris immédiatement avant ou après l'enlèvement de la peau, ne
laissera rien à désirer, et devra obtenir la préférence.

Il doit se présenter quelques circonstances, faciles
à concevoir, où l'on ne pourra ni ne *devra* pas restaurer les *deux* joues d'un individu, et où il y aura
convenance et avantage à ne taxidermer *qu'un* des
côtés de la tête et de la face, exactement comme cela
se pratique pour les oiseaux et par un procédé particulier. Dans tous ces cas-là, la difficulté sera évidemment moindre que s'il s'agissait de reconstituer
la tête entière; mais le résultat sera, sinon parfaite-

ment le même, du moins très-avantageux. Il suffira alors, comme on le comprend de reste, de coller et d'appuyer, sur un oreiller, cette moitié latérale de la tête et du col, pour obtenir l'apparence d'un individu qui dort et qui est couché sur le côté. Une main taxidermée pourra être placée vers la joue qui manque ou qui est masquée, et un bras *réel* ou *postiche* achèvera une illusion, qu'on n'obtiendra jamais aussi complète, quels que soient le moyen et l'art connus, auxquels on veuille avoir recours. Cette *pose* est, du reste, si gracieuse et si naturelle, que plus d'une mère tendre ne manquera pas de la choisir et de la donner à un enfant adoré qu'elle n'aura pu conserver autrement.

Art. IV.

Modelage de certaines parties.

Il est évident, et je l'ai déjà fait observer, que, si la peau peut être appliquée *immédiatement* sur les os du crâne, sans aucun inconvénient pour la bonne façon et la ressemblance parfaite de cette partie globuleuse de la tête, il n'en sera pas de même pour ce qui concerne la face; car, ici, il existe des muscles et des tissus graisseux dont il faut tenir compte, qui donnent à la physionomie un aspect plus ou moins allongé, rond, maigre, uni ou ridé, et qui doivent nécessairement disparaître, par l'effet des préparations préliminaires de cette région. Il s'agit donc de reconstituer les remplissages *natu-*

rels du visage, par des remplissages *artificiels ;*
c'est-à-dire, par le modelage, au moyen de la cire,
du mastic, du plâtre, etc. C'est une des plus heureuses combinaisons qu'on puisse imaginer en faveur de la taxidermie humaine; car il ne tiendra
qu'au modeleur d'augmenter ou de diminuer ses
moyens et de les faire porter sur tel point, pour
obtenir un visage arrondi, allongé, des joues
grasses, maigres, un menton de la forme la plus
variée, et ainsi de suite.

Le modelage est de rigueur sur chacun des moules,
tant naturels qu'artificiels, à l'exception de celui en
plâtre, lorsque les conditions du sujet moulé se
trouvent toutes très-favorables. Car, lorsque la maigreur et l'altération des traits seront trop consi-
dérables, il faudra, de toute nécessité, recourir
aussi au modeleur, lors même qu'on aurait, préala-
blement, fait usage du plâtre (1). L'opération du
modelage pourra, dans ce cas, s'exécuter sur la
région faciale, immédiatement avant d'en séparer
les tégumens, et avant de couler le plâtre; ou bien
sur le moule même de ce dernier, afin de lui faire
subir les corrections nécessaires et qui le rendent

(1) Cette maigreur, lors même qu'elle serait excessive,
peut, du reste, se dissimuler, au moyen du coton inséré dans
la bouche et, au besoin, vers les yeux; ou avec une couche
de plâtre placée sur les régions creuses, décharnées ou trop
affaissées. — Ces petites opérations, ces faciles manéges, devront avoir lieu, avant de prendre l'empreinte sur le mort,
et, quelquefois aussi, sur le vivant même.

apte à recevoir les tégumens, à les formuler de nouveau, et à leur donner l'expression désirée.

C'est, au reste, cette même expression que le modeleur doit toujours avoir en vue, pour chacun des autres moules indiqués, et en *suivant les règles de son art*. Ces règles, je les passerai sous silence, comme j'ai dû le faire pour celles du dissecteur, du préparateur et du mouleur; et comme je le ferai également, à l'égard des autres artistes, dont la coopération est indispensable à la *parfaite* taxidermie de toute tête humaine. *Ne sutor ultra crepidam.*

Le nez aura exactement les proportions et l'aspect de celui du défunt, si l'on a eu recours au plâtre pour en constituer l'empreinte; et il suffira d'en soutenir les narines avec du coton, jusqu'à la dessiccation parfaite de la peau, pour que tout soit et reste parfaitement conforme à la nature. Mais si la forme est en bois ou en métal, il faudra bien composer le squelette entier du nez, et lui rendre la forme primitive qu'il avait; tout comme il suffira d'en reconstruire le bout, s'il est question de l'un des trois moules naturels que j'ai indiqués. Cette restauration totale ou partielle aura lieu, soit avec du plâtre, de la cire ou du mastic, soit encore avec deux ou trois fils de fer et du coton.

Des mesures, avec le compas, peuvent aider dans les opérations diverses du modeleur: mais si celui-ci a la tête même de l'individu à sa disposition, il pourra en ratisser et préparer tous les côtés de la face, d'abord, en le modelant ou reformant sur l'apparence du côté qui est encore intact; puis il devra disséquer ce dernier, et le rétablir ou *copier* ensuite, sur les proportions exactes du premier. On sera, par ce moyen, d'autant moins exposé à des erreurs graves, qu'un des côtés de la face servira toujours de modèle ou de contrôle pour la restauration de l'autre.

Quant aux lèvres, il dépendra de l'homme de l'art de les modifier de toutes manières, et d'imiter, exactement, celle de leurs positions respectives qu'on voudra lui indiquer. Mais leur partie vermeille et arrondie, celle qui contribue si puissamment à donner tant d'animation à la bouche et, par cette dernière, à toute la physionomie; c'est un des points délicats et difficiles de la taxidermie humaine, sur lequel on ne saurait trop s'arrêter. On s'appliquera donc à remplacer et modifier, avec du plâtre, du suif, du mastic ou de la cire, le tissu spongieux et érectile, afin qu'on puisse le recouvrir ensuite exactement avec les tégumens naturels (1).

(1) Les taxidermistes, dans le but de reconstituer les crêtes et les aigrettes des oiseaux, se servent d'un mastic particulier, composé de blanc d'Espagne, de blanc de céruse, d'huile de noix rendue dessiccative, de mastic et, au besoin, d'un corps colorant quelconque. On pourra avoir recours à ce même moyen, dans mainte occasion; par exemple, pour formuler les gencives, les narines et une foule d'objets pathologiques qu'on grefferait, en quelque sorte, sur le derme. Du reste, comme l'anthropo-taxidermie n'est qu'une branche de l'art conservateur des zoologistes, et que ceux-ci y excellent,

Il est inutile de faire observer, que, par l'arrangement définitif de ces simples remplissages, il sera facile de donner à la bouche toutes les expressions désirables, et de les varier à l'infini : cet objet est de la plus haute importance et, du reste, fort au-dessus de la pensée des embaumeurs.

Art. V.

Remplacement de certaines parties.

Il pourra être important de conserver ou de remplacer quelques dents, de les mettre en évidence ou de les masquer. Il en sera de même des cheveux. Quant aux yeux, on peut, sans doute, les rétablir avec la forme, la couleur et l'éclat qu'ils avaient ; mais, malgré tous ces avantages incontestables, et dont savent si bien profiter les oculistes, lorsqu'ils ont recours aux yeux d'émail, il est probable qu'on n'en usera que rarement, et qu'on préférera que le défunt ait l'air d'être *paisiblement et profondément endormi.* Ce sera, à la fois, plus simple, plus facile, plus convenable ; c'est-à-dire, plus rapproché de la nature.

L'œil artificiel pourrait, du reste, être mis en place et recouvert, en tout ou en partie, par les paupières.

on ne saurait mieux faire que de les imiter, et de suivre, fidèlement, tous leurs procédés. en les appliquant à la physionomie humaine.

Art. VI.

Application de la peau sur la forme obtenue et choisie.

Cette opération semble n'offrir aucune difficulté et devoir réussir, d'abord, assez bien, pourvu que la peau soit rendue mince, molle, souple et propre à s'étendre et à se coller, très-facilement, sur le corps dur qui doit la recevoir. Il peut donc être utile de l'assouplir, en la tirant et l'allongeant en divers sens, et en imitant ce que font les tanneurs; et on ne manquera pas d'avoir égard à cette circonstance, lorsqu'on fera choix du préservatif; l'acétate d'alumine, qui a la propriété de ramollir les tissus, méritera donc ici la préférence.

Cependant, et malgré les attentions les plus minutieuses, pour *tapisser* très-exactement le moule, avec une pareille peau, on conçoit qu'il peut y avoir quelques légers enfoncemens, quelques petites saillies qui seront mal rendues; et on peut se figurer encore que, si pour l'adapter mieux sur le moule, il est utile d'humecter cette membrane, sa dessiccation subséquente pourra amener quelques changemens désagréables. Ce désappointement peut arriver, surtout, aux lèvres, aux ailes du nez, aux paupières et vers le grand angle de l'œil.

On peut parer à cet inconvénient, en mettant du coton dans les narines, en exerçant une compression quelconque vers les parties latérales du nez, vers les os unguis, en ramenant les paupières et les lèvres à leur place, et en surveillant, en un mot, ce qui se passe sur la pièce. Mais le meilleur moyen consiste dans l'empreinte même qu'on aura prise sur la face, avant de disséquer la peau, et qu'on réappliquera, sur cette dernière, immédiatement après qu'on l'aura étendue sur le moule. Pressée ainsi entre deux formes, comme une médaille qu'on vient de frapper ; et maintenue dans cet état de pression, tout le temps nécessaire à la dessiccation, la peau prend et garde mieux toutes les impressions qu'elle avait et qu'elle doit reproduire, pour que la taxidermie humaine soit une exacte vérité. Cette pression sera également avantageuse, pour la taxidermie de la main, et pour rendre, plus exactement, les plis articulaires des doigts.

Les lèvres seront recouvertes, avec soin, par *l'épithélium*, qu'on étendra et fixera convenablement, jusque dans l'intérieur de la bouche.

Art. VII.

Restauration des couleurs de la peau.

Le teint est profondément altéré, par la mort et ses suites, et par l'action de certains préservatifs, de sorte que la peau paraît alors avec la couleur et la consistance du parchemin, et qu'elle devra réclamer l'intervention d'un peintre, plus ou moins habile, suivant qu'on tiendra à une incarnation plus ou moins savamment répartie. Ces couleurs, pourront, d'ailleurs, avoir cet autre avantage, de contribuer puissamment à la conservation du derme, en prévenant l'action nuisible de l'air, et en éloignant les insectes.

Du reste, les difficultés d'exécution s'effaceront, presque, derrière les considérations suivantes : chaque âge, chaque sexe, chaque état, chaque tempérament, chaque race a, pour ainsi dire, un aspect qui lui est propre, que l'artiste connaît de reste, et qu'il saura bien approprier aussi à chaque sujet. Et quant au coloris, comme c'est ici le point le plus mobile, le plus variable et, par conséquent, le plus accessoire de tout individu, même plein de vie et de santé, on sera toujours libre de le désirer et de le faire rendre tel qu'on l'entendra, sans que cette circonstance nuise, le moins du monde, à l'exacte ressemblance.

Le pinceau sera, au demeurant, bien plus facile à manier et d'un effet moins contestable, sur un tissu taxidermé et convenablement étendu, que lorsqu'il s'agira de faire ressortir, sur une simple toile, les saillies, les anfractuosités et les ombres; car ces détails si importans, sont ici déjà, tous et bien exactement rendus; de sorte qu'il n'est plus question que de leur donner, même à grands traits, la teinte que les parties réclament. Elle est en général bien connue, et il sera plus ou moins facile de se procurer, à cet égard, tous les renseignemens désirables.

Ces touches diverses, ces différens coloris ne pourraient-ils pas être placés, avec le même fini, la même perfection, sur la peau humaine *bien préparée,* que sur un tissu artificiel quelconque? sur du bois? du métal? de la porcelaine? Cette question ne saurait en être une pour les peintres et pourra, au besoin, être parfaitement et facilement résolue.

Mais tout cela n'est pas la nature, ainsi que vous l'entendez, nous ont dit et répété ces mêmes artistes; et puisque vous nous parlez de la peinture, rendez-lui donc tous ses droits, laissez-la s'exercer librement, d'après ses règles et ses lois propres et bien connues, et n'enlevez pas, au génie, l'occasion de se livrer à ses inspirations et de créer des chefs-d'œuvre.

Sans doute que, dans la taxidermie humaine, *comme dans toutes les choses de la vie,* nous appelons aussi l'art à notre secours; mais est-il besoin de le redire? c'est pour rendre les procédés du taxidermiste plus simples, plus faciles et plus sûrs; c'est pour que le peintre lui-même travaille sur un fond qui nous est cher, que nous tenons à conserver avec ses reliefs, ses dépressions, ses contours *réels et palpables*; avec ses propres cheveux, ses cils, ses sourcils, ses ongles, ses oreilles et, au besoin, avec quelques-uns des objets mêmes dont aimait à s'entourer le défunt, et qui le caractérisaient et le faisaient particulièrement distinguer; toutes choses auxquelles l'art du plus habile peintre ne pourra jamais parvenir, s'il n'a recours, lui-même, à l'anthropo-taxidermie : nous reviendrons sur ce sujet.

Art. VIII.

Toilette d'une tête taxidermée.

Si les animaux ne sont jamais mieux que lorsqu'ils sont tels que les a faits la nature, il en est tout autrement de l'espèce humaine en société. Ainsi, l'homme et *même la femme*, mettent les plus grands soins à se parer et à se surcharger d'ornemens divers; de sorte qu'on a souvent peine à reconnaître leurs têtes, lorsqu'elles sont privées de ces entourages obligés, ou qu'on les affuble de pièces qui hurlent de se trouver placées là. Cela est si vrai, qu'une tête *rasée* ou simplement *nue*, pourra être méconnaissable, quoique pleine de vie; qu'un joli minois sera passablement déguisé sous un énorme bonnet de tambour-major; et qu'un sapeur sera assez bien travesti, si on lui ajuste la coiffure brillante et légère, et les colifichets d'une fringante femme du monde.

Il y a plus, c'est qu'il suffit d'une perruque, d'un tour de cheveux, d'un chapeau, d'un bonnet, placés de telle ou telle manière, sur une tête *quelconque*, pour lui donner, aussitôt, l'air de celle sur laquelle on voit ordinairement ces purs accessoires; et qu'une simple redingote grise et certain tricorne ne manqueront jamais de rappeler le souvenir d'un grand homme. C'est un genre qu'entendent, très-bien, du reste, les comédiens habiles et intelligens.

On conçoit donc, combien tout ce qui concerne

la toilette est important, dans la taxidermie humaine, et qu'elle doit contribuer à faire mieux reconnaître les individus, et à les assimiler davantage à leur aspect habituel. La tournure, la forme et la couleur d'un bonnet, d'un habit, certaine coiffure, quelques ajustemens et bijoux, etc., auront bien évidemment cet effet; ils remplaceront les fourrures, la robe, le plumage, les écailles et tout ce qui constitue l'extérieur des animaux.— Ils ne présenteront, du moins, rien d'extraordinaire et de choquant; tandis que ces mêmes objets ne sauraient se concevoir sur le corps décharné et momifié d'un individu qu'on aurait embaumé, même avec tout l'art des anciens Egyptiens.

Mais on obtiendra encore, par ces faciles arrangemens, cet autre grand résultat : de présenter une tête taxidermée, non plus comme si elle était séparée et isolée du reste du corps, mais absolument comme si ce dernier était encore là, *couché et voilé* sous une couverture, ou sous des vêtemens convenables.

Ces pièces diverses, qui servent à entourer ou à orner le col et la partie supérieure de la poitrine d'un individu plein de vie, lorsqu'elles sont ajustées à une tête taxidermée, tendront donc, tout en fortifiant l'illusion, à masquer l'aspect pénible que pourrait présenter cette même tête, si on allait, par hasard, l'assimiler à telle autre qui aurait été *détronquée*, ou séparée du tronc par la *décapitation*. Cette analogie d'état ne saurait, du reste, apparaître telle, que sous les efforts d'une imagination irréfléchie et peu sage, et serait due, uniquement, à la nouveauté du spectacle. Il n'est pourtant nullement insolite; car il se présente, agréablement, à nos yeux depuis les temps les plus reculés, et très-exactement sous cette même forme, sur toutes les *médailles* où figurent des têtes seules; et il se reproduit encore et à chaque instant, sur tous les bustes sculptés, coulés ou peints.

Tous ces objets paraissent, en effet, parfaitement identiques, quant à la forme même, avec une tête taxidermée, et, cependant, ils n'inspirent pas la plus légère émotion. Or, si le contraire peut avoir lieu, *maintenant* et en présence de l'anthropo-taxidermie, c'est, sans aucun doute, parce qu'on n'y est pas encore habitué, et, probablement aussi, parce qu'il y a, dans ce nouveau genre, plus de naturel et de véritable vie.

Cette illusion pourra donc s'obtenir aisément, en ajustant une cravate, un collier, un fichu sous le menton et, plus bas, quelques pièces de vêtemens appropriés, simples ou de luxe, et dont la présence était toujours intimement liée à l'existence du corps, dans telle ou telle situation de la vie. On ne manquera pas, en un mot, d'entourer ces restes précieux de tout ce qui pourra les mettre sous le jour le plus favorable; on ne négligera pas même certains des ornemens qui auront appartenu au décédé, et qui tendront à nous le rappeler mieux encore.

L'importance de ce point ressortira, surtout, en réfléchissant : combien nous éprouvons de satisfaction à parer les corps des personnes qui nous furent chères, à les voir, à leur prodiguer de douces caresses, aussi long-temps qu'il est possible. Mais cette possibilité a un terme, hélas! souvent bien court; et l'affreux cortège des altérations cadavériques vient bientôt briser nos cœurs, en s'emparant de l'objet de notre affection, et en le rendant à jamais hideux, repoussant et infect. Sans cette fatale et inévitable circonstance, nous eussions continué ce culte avec assiduité, et il eût été, pour nous, un impérieux besoin, dont l'accomplissement se fût présenté avec un charme tout particulier. — Eh bien! c'est précisément pour éviter ce spectacle déchirant et cruel, et pour favoriser un doux et tendre sentiment, que ce mode de conservation semble avoir été créé tout exprès.

Eh quoi! vous oserez prétendre qu'on ne pourra jamais se décider à voir, à toucher avec quelque intérêt et, à plus forte raison, à couvrir de baisers une tête bien ressemblante, mais inanimée et froide! Vous n'avez donc jamais perdu un objet tendrement aimé? Vous n'avez jamais assisté à des caresses qu'étouffent les sanglots et que noient deux torrens de larmes? Vous n'avez jamais uni vos efforts à ceux qu'on est obligé de faire, pour arracher les bras et la bouche d'un survivant au désespoir, du cou et de la bouche d'un cadavre dont l'état ne permet plus de retarder, d'un seul instant, la terrible inhumation ! Eh bien! vous vous félicitez sans doute ; moi je vous plains !

ART IX.

Placement d'un individu taxidermé.

Il est, du reste, bien entendu que, si le plus petit insecte, soumis aux procédés taxidermiques, est soigneusement couvert et mis à l'abri de toute injure possible, l'homme aussi devra être entouré de tout ce qui s'allie avec les égards et les hommages qui sont dus à sa personne et à sa mémoire. Ainsi donc, un mausolée fastueux, ou un cénotaphe monumental seront de rigueur dans telles circonstances ; tandis qu'une modeste et *mystérieuse* armoire suffira, le plus souvent. Ce sujet, très-important, comme on peut l'entrevoir, a donc pu me fournir le sujet d'un neuvième article ; mais j'aurais dû, peut-être, l'abandonner aux sentimens du goût et des convenances, et à toutes les considérations qu'on ne manquera pas de faire valoir, dans chaque cas particulier. Je me permettrai seulement quelques réflexions qui se rattachent à ce sujet.

La place d'un guerrier semble être marquée sur la croupe de son *cheval de bataille* ou de prédilection. — S'il a fait choix de ce mode de repos éternel, il ne manquera pas de faire taxidermer, seller et brider, d'avance, ce fier *catafalque*, et de le placer comme il l'entendra. L'aspect de ce dernier asile n'aura, du moins, rien de pénible, et pourra même donner lieu à cette espèce de satisfaction qu'on éprouve toujours, lorsqu'on est réuni à un ami fidèle, à un ardent compagnon de fatigue et de gloire.

Le monument que Napoléon a fait ériger à Desaix, au couvent du Grand-Saint-Bernard, serait, à coup sûr, bien pâle, à côté de la figure même du héros, s'il apparaissait tel qu'il était, lorsqu'il exécuta cette brillante charge de cavalerie, qui a décidé la journée de Marengo.

S'il prenait fantaisie à un nouvel Alexandre, d'exiger d'être placé, après sa mort, sur un nouveau Bucéphale et dans l'attitude qu'il avait lorsqu'il dompta son historique et fougueux coursier, on pourrait admirer un groupe, que l'art ne parviendra jamais à imiter, même sous les traits de la plus savante statue équestre.

Le séjour d'un brave sera au milieu de ses frères d'armes, dans l'Hôtel des Invalides.

L'Institut réclamera les princes de la science.

Le sanctuaire de la justice ouvrira ses portes aux magistrats vertueux et indépendans.

Le palais sénatorial et celui des élus du peuple seront réservés aux orateurs et aux ministres intègres et courageux.

Les temples recevront les pasteurs dont l'exemple et les leçons auront profité à leurs troupeaux.

Les talens supérieurs qui ont su animer la toile et le marbre, fonder de nobles et belles institutions, créer de grands et utiles établissemens, reposeront en paix près de leurs chefs-d'œuvre.

Les hôpitaux serviront d'asile aux administrateurs et aux médecins philanthropes et judicieux.

La Bourse même s'énorgueillira de posséder, dans son sein, les hommes justement célèbres et qui auront donné une heureuse impulsion au commerce et à l'industrie.

Toutes les sommités et notabilités sociales trouveront, de la sorte, le gite de l'honneur, où leurs émules et leurs élèves feront de nobles efforts, pour s'y frayer, un jour, eux aussi, une place glorieuse et digne d'envie.

CHAPITRE III.

DIFFICULTÉS DE FAIRE ADOPTER LE MOYEN; INCONSÉQUENCES BIZARRES A CE SUJET.

Malgré tant de motifs en faveur de l'adoption de ce nouvel art conservateur, je ne me fais, toutefois, aucune illusion, et je crains bien que la taxidermie ne soit, long-temps encore et exclusivement, au service des zoologistes *purs*; et je ne prévois pas qu'elle soit utilisée de sitôt, pour la conservation du plus noble des êtres, du chef-d'œuvre de la création.

Cependant, et en revenant sur ce que j'ai déjà avancé, je ne puis assez déplorer l'aversion, presque générale, qu'inspirent ce sujet et son application à l'homme. — L'idée d'enlever une petite portion de peau à un corps tout prêt à se décomposer et qu'on s'apprête à déposer en terre, révolte presque tout le monde. J'ai vu des personnes prendre mal, à la seule possibilité d'arracher, au tombeau et à la destruction immédiate et complète, la plus belle partie de notre être. Les plus raisonnables me plaignent et m'envisagent presque, comme un échappé des Petites Maisons, quand je veux leur représenter l'innocuité, l'avantage de mon procédé conservateur. Et ceux-là même qui mettent un si vif intérêt de sentiment et d'affection, à faire empailler leur perroquet ou leur gros et gras matou, ne me pardonneraient jamais de vouloir, par un procédé tout pareil, leur ménager la satisfaction de revoir, de toucher et d'embrasser un enfant, dont la perte est l'objet constant de leur désespoir, et dont la tombe est, chaque jour, arrosée de leurs larmes.

Toutefois, et par une de ces contradictions, si communes à la pauvre humanité, tous ces mêmes individus ne peuvent s'empêcher d'avouer, et avec la plus grande naïveté : qu'ils regrettent, sincèrement et vivement, qu'on n'ait pas songé plus tôt à conserver, *par un moyen quelconque*, quelques-uns des traits *naturels* de ces grandes figures, dont l'histoire nous rappelle les belles et nobles actions, les droits à nos hommages, à notre amour, à notre admiration !

Chacun, ici, du reste, comme il est facile de le comprendre, a ses objets *particuliers* de prédilection, de regrets *concentrés*, et qui sont déterminés d'après la direction spéciale de son esprit, de ses goûts, et suivant sa position sociale et sa nationalité.

Ainsi, les savans et les littérateurs de tous genres ; les hommes d'État, de guerre, de robe et d'église ; les royalistes, les républicains, le radical, l'absolutiste, les peuples divers, etc. ; tous seraient heureux de voir et de toucher leurs *patrons* et leurs *saints*, et de se trouver dans leur atmosphère. Tous éprouveraient, du moins, quelque satisfaction de savoir que ces êtres *surnaturels* existent, et qu'ils pourront, un jour, leur rendre l'hommage et le culte qu'ils méritent, et faire, pour eux , un de ces pélerinages, si communs autrefois, et qu'on entreprenait pour des objets bien moins adorables, *à ce qu'ils prétendent.*

On sait, en effet, l'attrait , le pouvoir, l'entrainement, la fascination qu'avaient et qu'ont peut-être encore *certaines reliques.* Or, que sont-elles, à côté de ce qui existera, infailliblement, si l'on donne accès à mes idées? Ainsi chaque peuple, pourra aisément décréter son Panthéon pour ses hommes illustres; chaque province, chaque ville, chaque village, chaque famille aura la facilité, et presque sans frais, de recueillir, et de conserver, à part, et religieusement, celui des siens qu'il aura chéri, qui l'aura illustré, auquel il sera redevable de biens précieux, et dont les actions méritent d'être rappelées et données comme modèles aux populations.

On n'a pas constamment à sa disposition un artiste, capable de mouler, de saisir et conserver les traits d'un individu qui s'en va, ou qui vient de mourir subitement; et le moment n'est pas toujours propice pour ces opérations, ainsi que nous l'avons vu plus haut. — Mais, chaque médecin pourra, toujours et dans quelques instans, détacher les tégumens d'une tête et d'une main , et leur faire subir les préparations préliminaires et propres à leur conservation. Et tout modeleur intelligent saura, facilement, constituer, ensuite, un moule propre à recevoir la peau de cette tête, et à en rappeler les traits les plus essentiels. Il suffira dans ce but, ainsi que cela se voit tous les jours, d'un portrait du défunt ou de quelques indices fournis par la famille.

Une heureuse application de la taxidermie à l'homme, pourra donc avoir lieu dans la circonstance que voici :

C'est une personne absente et dangereusement malade, qu'on tient à revoir, et qu'on espère retrouver encore, en faisant la plus grande diligence. Mais la mort l'a enlevée, inopinément, et le sépulcre seul recèle, à jamais, tout ce qu'elle offrait de plus sacré. N'est-il pas évident, qu'il n'aurait tenu qu'au taxidermiste de reproduire, et au naturel, l'objet chéri, et de prévenir ou, du moins, de soulager les sentimens pénibles qu'une perte aussi douloureuse et si peu attendue, a dû faire naître? Mais demandez, à l'embaumeur, ce que pourrait son art, en pareille circonstance? et quel effet produirait, dans la famille éplorée, le spectacle de sa momie, ou la vue d'un spectre épouvantable et réel?

Il est, d'ailleurs, inutile de dire que le crayon, le pinceau et le moulage peuvent s'exercer, sur la tête d'un mort, sans empêcher *ensuite* l'enlèvement des parties auxquelles la nature a pris soin de mettre son cachet particulier, qui vont disparaître pour toujours, et que nous devons être jaloux de garder fidèlement.

L'idée de conserver quelques précieux débris, ou, simplement, l'aspect naturel et propre des individus qui ont honoré leur pays, ou qui se sont couverts de gloire est fertile en beaux résultats; c'est le meilleur et le plus puissant aiguillon pour la jeunesse. En entourant leurs restes de respect et de reconnaissance, on leur crée des imitateurs, on force le talent à se développer et le zèle à se déployer sur leurs traces; car les honneurs rendus à ceux qui ne sont plus, sont les meilleurs encouragemens pour ceux qui existent ou qui doivent leur succéder.

Ces réflexions sont, sans doute, rebattues; mais on me les pardonnera, parce qu'elles se rattachent intimement à mon objet, et qu'on ne saurait trop les rappeler à la méditation. Il y a plus, c'est qu'elles m'en ont suggéré d'autres qui tiennent également à ce même sujet. Je m'y livre avec d'autant plus d'abandon, que je compte beaucoup sur certains de mes lecteurs, pour qu'elles n'aient pas été émises tout-à-fait eu vain; et pour qu'ils veuillent m'aider à apprivoiser insensiblement les esprits, à l'adoption de mon moyen conservateur, ne fût-ce que dans quelques circonstances importantes.

Si, par exemple, il existait, chez un peuple et par un bonheur peu commun, un homme rare et qui méritât, à juste titre, le nom de *grand citoyen*; si ce peuple lui devait la liberté, l'existence; si ses conseils et son exemple avaient eu une heureuse influence sur les institutions et les destinées publiques; s'il était un modèle de désintéressement, de bonté, de dévouement; s'il n'était guidé que

par le patriotisme le plus noble et le plus pur; si son nom était gravé dans tous les cœurs ; croit-on, peut-être, que le portrait et le buste d'un pareil homme, quelque multipliés qu'on les suppose, suffiront aux races futures de cette nation reconnaissante ? Vous imaginez-vous que les descendans de ce peuple pardonneront aux contemporains, aux nombreux amis, j'allais presque dire *aux enfans* de cet homme supérieur, d'avoir permis qu'on jetât, tout entiers en terre, les restes à peine refroidis d'un père aussi tendre ? N'entendons-nous pas déjà s'élever une voix accusatrice et puissante, qui, s'adressant à tous les cœurs, leur crie : « Que ces restes précieux ap-
» partenaient à la nation; qu'il fallait les conserver
» à tout prix; qu'on a négligé, et de la manière la
» plus coupable, d'user des moyens faciles et vul-
» gaires de les arracher à une affreuse destruction;
» qu'il aurait fallu, du moins, sauver cette tête au-
» guste et vénérable, d'où sont sortis de si nobles
» accens, et cette main ferme et chérie qui a réclamé
» et si bien soutenu les droits, à l'ombre desques
» cette nation connait et goûte le bonheur (1). »

(1) Il est incontestable que les traditions populaires se perpétuent, d'âge en âge, même sous le rapport des affectios ; et ce fait semble décisif en faveur de la conservation, *à tut prix*, des restes d'un grand citoyen. C'est que les nations *ne périssent jamais*, et que les impressions qu'elles reçoivnt peuvent se transmettre avec toute leur pureté et vivacitéde génération en génération ; c'est que les peuples sont impessionnables à un très-haut degré, et de plus en plus fier de leurs illustrations. Mais l'attachement qu'ils ont pour es

Si je faisais partie de ce peuple aimant et sensible; et si je vivais au moment où la perte de ce philanthrope plongerait, dans le deuil, toute une génération; ah certes! je protesterais hautement, contre les préjugés absurbes et cruels, contre les sentimens contraires à la nature, et contre, je ne sais quelle étrange susceptibilité; je protesterais, dis-je, et je me soulèverais, de toutes mes forces, contre le respect insensé de pitoyables et odieuses croyances, qui empêcheraient de conserver, au culte public, une seule partie de celui dont l'existence était tout entière à la patrie. (1)

dernières, bien qu'il semble aller toujours en croissant, a besoin, cependant, d'être reporté sur quelque chose de matériel et qui ait appartenu à l'objet de leur culte. Aussi la main *seule* de Guillaume Tell, tenant sa flèche libératrice, ferait, aujourd'hui, plus d'effet sur mes compatriotes, que le héros plein de vie n'en produisit il y a plus de cinq siècles. Les Prussiens ont été fiers de rapporter à Berlin l'épée de Frédéric, que Napoléon était jaloux de posséder. Les ouvrages de Cuvier, mieux que le fer d'un despote, le feront passer à la postérité la plus reculée. Cependant, on déplorera, éternellement et toujours davantage, que sa grande figure ne brille pas de tout son éclat et au milieu de ses nombreux émules, *sur l'autel révéré et dans le tabernacle du temple de la Science.*

Ces réflexions, qu'on pourrait aisément multiplier, méritent au moins d'être méditées par tous ceux qui, pouvant contempler, tout à leur aise, les hommes de génie dont ils sont les contemporains, oublient trop, peut-être, que leurs après-venans seront privés de ce même bonheur, et qu'il importe, en se mettant à leur place, de faire la part de leurs justes et profonds regrets, et de chercher à les prévenir, s'il est possible.

(1) Les réflexions qu'on vient de lire m'ont été inspirées, du

Or, chaque pays a eu, ou bien possède, ou verra naître dans son sein, un pareil type humanitaire! Les Américains, par exemple, ne seraient-ils pas heureux, s'ils pouvaient contempler et conserver, religieusement, les traits naturels de leur illustre Washington? Et le docteur Antommarchi, au lieu de mouler, seulement, le grand exilé de Sainte-Hélène,

vivant même de notre illustre général DE LA HARPE, et lui faisaient une juste allusion. Il m'honorait de son amitié; et comme il aimait, contre l'habitude des hommes de son grand âge, être au courant de toutes les idées progressives, et qu'il les favorisait, il me pria de lui communiquer mon manuscrit. J'ai eu le plaisir, dès-lors, de m'entretenir, maintes fois avec lui, sur la taxidermie humaine; mais, tout en me concédant qu'elle pourrait avoir son côté utile dans quelques rares circonstances, il m'exprimait ses craintes, sur la *répugnance invincible* qu'elle rencontrerait, *qui lui semblait, du reste, fort naturelle, et qu'à tort ou à bon droit* IL PARTAGEAIT.

Il est mort, hélas! avant que le temps et des essais ultérieurs aient pu agir sur ses convictions, et ébranler celles plus prononcées encore, de sa famille!

Seul donc avec mes larmes, près de son corps inanimé, je n'ai osé ni me plaindre, ni réclamer; et j'ai dû suivre, sans murmurer, cette belle figure à peine refroidie, pour la voir s'engloutir, tout entière, dans les entrailles de la terre.

La postérité, me tenant compte de ces motifs et de ma position, daignera donc m'absoudre du crime qu'elle pourrait justement me reprocher : de n'avoir rien tenté pour arracher, au cercueil, quelques nobles débris de ce grand patriote, et d'être resté les mains inactives, tout le temps qui s'est écoulé, entre le dernier soupir du vénérable vieillard et son immense convoi funéraire et populaire; entre sa tombe et les douloureux sentimens que la nouvelle de son irréparable perte a gravés, dans le cœur de tous les Vaudois!

ah! pourquoi n'a-t-il pas enlevé, immédiatement après, la peau de cette puissante tête et de cette main gracieuse et terrible, dont le monde entier s'entretiendra jusqu'à la fin des siècles?

Mais sans sortir du cercle tracé par les événemens de ces derniers temps, on pourra demander : Comment il se fait, que les têtes des Damrémont, des Perregaux, des Combes, n'aient pas été soigneusement recueillies et déposées dans l'asile des braves, en souvenir d'un beau dévouement, d'un grand courage et d'un brillant fait d'armes? Pense-t-on, peut-être, que les parens et les amis de ces victimes de la gloire, n'eussent pas mis le plus touchant intérêt à les voir et revoir encore? Et croit-on que les militaires de tous grades et de toutes armes, ne se fussent pas électrisés, à l'aspect des couronnes de laurier qui ceindraient les fronts immortels de ces figures de héros?

Mais pourquoi donc tant de froideur, d'apathie, d'ingratitude? Pourquoi cet oubli des devoirs les plus sacrés? Pourquoi?... c'est que, tous encore, nous sommes sous le coup de la stupide impression et de la sainte colère des premiers âges, et des êtres farouches qui ont pris plaisir à gouverner les hommes par la terreur! C'est qu'on ne cesse de se laisser dominer par l'affreuse routine, et qu'on obéit aveuglément aux préventions les plus sottes et les plus cruelles! — C'est enfin, peut-être, parce que personne encore n'a *voulu proposer*, ou plutôt n'a *osé indiquer* le moyen éminemment conservateur que je recommande ! Il semble, au contraire, qu'on ne saurait ni assez rougir, ni trop frémir en face d'un mode simple, facile et, je dois répéter, tout *naturel,* de soustraire et pour toujours, à la décomposition et au néant, des objets dignes à jamais, d'être mis sous les yeux reconnaissans des générations présentes et futures.

Mais que dire de ces mêmes individus qui se montrent si susceptibles et se fâchent tout rouge, chaque fois qu'il s'agit d'opérations sur la plus mince partie du corps humain privé de vie, et qui, cependant, écoutent, sans se trémousser, le récit de toutes les cruautés qu'on fait subir aux animaux vivans ? Que penser de ceux qui se complaisent à les exercer eux-mêmes, sans pitié et pour le plus léger motif, sur les plus fidèles amis de l'homme, le chien et le cheval, et qui frémissent à la simple idée de ce que j'avance dans ce moment ? « Ils pourront retarder, mais ils n'empêcheront pas le triomphe de ce qui est raisonnable et utile. »

La vanité, la sottise, et tant d'autres ressorts qui mettent en jeu les passions humaines, pourront, un jour, sans aucun doute, avoir une très-large part à la conservation de ces figures, plus ou moins imposantes ou plus ou moins historiques ; et l'on ne se fera pas faute alors d'en multiplier le nombre à l'excès, ainsi qu'il arrive déjà, avec les bustes, les statues et les tableaux de tous genres. Tant mieux ! l'art y gagnera et arrivera, plus rapidement, au degré de perfection qui lui est réservé.

CHAPITRE IV.

—

MOYEN TRANSITOIRE ET MODIFICATIONS ANTHROPO-TAXIDERMIQUES.

———

Si, pourtant, la répugnance et l'horreur du moyen continuaient à être tels, qu'on ne voulût en entendre parler à aucun prix, je serai forcé de proposer le procédé suivant, qui laissera assez peu à désirer, sous le rapport de la ressemblance, et qui permettra, plus tard, d'envisager cette matière avec plus de calme. On moulera et modèlera donc, d'abord et aussi exactement que possible, la figure de la personne dont on désire perpétuer les traits; puis on se procurera la peau de la région cranio-faciale *du cadavre d'un autre individu*, et qui n'offrira pas des diversités, des disproportions trop sensibles avec l'aspect du défunt dont il s'agit; on aura soin, entre autres, et cela pourra même suffire le plus souvent, que la couleur des cheveux soit identique, à moins qu'on ne puisse nuancer ceux-ci par la teinture, ou les remplacer par un tour, un faux toupet, une perruque.

Or, après que ce derme *étranger* aura été convenablement préparé, on avisera à l'appliquer sur la forme tenue en réserve, et suivant les règles de l'art; et on lui donnera le coloris convenable, aussi-tôt que ce tégument *d'emprunt* sera suffisamment fixé et désséché.

Ce mode est bien simple, et son exécution ne peut présenter aucune difficulté sérieuse, là, du moins, où l'on aura à sa disposition un certain nombre de cadavres, de tout âge et de tout sexe.

Mais mon procédé, comme tout ce qui est fondé en raison, se prête aux combinaisons les plus va-riées, et va nous présenter cet autre avantage in-contestable et curieux : de pouvoir taxidermer *un vivant*, de pouvoir se taxidermer *soi-même!* c'est-à-dire, de reproduire, avec la peau d'un mort, tous les traits d'un individu plein de vie, de santé et de grâces. Il suffira, pour cet effet, de prendre l'em-preinte de la figure de ce dernier, de la recouvrir de la peau du premier, d'animer celle-ci des cou-leurs les plus naturelles, et de lui associer les objets assortis et convenables de toilette. Il sera même très-facile, en multipliant les plâtres, d'augmenter, de même, le nombre de ces *portraits en relief et taxidermés*. Ils seront d'autant plus ressemblans, qu'au rebours de l'anthropo-taxidermie ordinaire, ils pourront toujours être rendus et peints *d'après nature*.

On profitera, sans doute aussi, de cette facilité qu'offre l'anthropo-taxidermie, pour conserver, dans la famille, tel de ses membres qui doit s'en éloi-gner pour long-temps, pour toujours, peut-être; on le moulera ou modèlera d'abord; une peau étrangère viendra s'étendre ensuite sur ce moule, qu'on coloriera, coiffera et costumera, avec les propres habits du voyageur et, autant que possible, de la même manière qu'il sera, le jour du départ et des tendres adieux.

Ce mode permet encore de restaurer, presqu'au naturel, tous les grands hommes dont on possède le buste ou le portrait (1). Dans ce but, on fera choix du derme cranio-facial d'un individu, dont la chevelure, l'âge et quelques rapports grossiers de forme, ne jureront, pas trop, avec ce qu'offrait le défunt. On étendra ces tégumens sur le plâtre qu'on possède, et l'on procèdera, pour le coloris, les yeux, la pose et la toilette, comme il a été recommandé, dans chacun des articles respectifs. Je n'ai pas besoin d'en dire davantage pour faire sentir l'infaillible résultat du moyen, en faveur de la parfaite ressemblance avec l'illustre décédé ; car on sait assez, que la peau offre la plus grande facilité de s'allonger et de se contracter, et que, grace à cette propriété, elle pourra toujours s'étendre assez, pour recouvrir toutes les parties d'un moule, quel qu'il soit, lors même qu'elle n'en aurait pas précisément les dimensions requises ; et qu'elle se resserrera, au contraire, suffisamment, sur ce même moule, si, par hasard, elle le dépassait largement en surface. Cette circonstance,

____

(1) On sait que le modeleur n'est jamais embarrassé d'établir un buste, lorsqu'il possède une image quelconque de l'individu.

qu'on saura apprécier, est précieuse, et aplanira toutes les difficultés, vraies ou supposées, qu'on pourrait entrevoir et soulever.

L'application exacte du derme pourra donc, constamment, être obtenue et forcée, sans le moindre obstacle, sur le moule en question, par la pression et, en quelque sorte, par *l'impression*, au moyen de l'empreinte de ce même moule contre la peau étendue sur ce dernier, comme il a été indiqué à l'article VI.

Un individu vivant et parfaitement taxidermié, cet *alter ego*, bien qu'entièrement artificiel, comme tout ce qui sort de la main et des ateliers de l'homme, s'il est jugé satisfaisant et s'il répond bien à toutes les exigences, pourra servir, au besoin, de *modèle*, lorsqu'il s'agira de la véritable taxidermie de cette même personne. Car, plus tard et après son décès, on substituera sa propre nature à celle qui avait été prise d'abord, lorsqu'on l'a figurée, *provisoirement* et de son vivant.

Il est assez probable que, dans certaines circonstances, on trouvera plus avantageux aussi de commencer par établir ce modèle artificiel, même après le trépas, et que, à l'exemple du statuaire, on ne procédera à l'œuvre essentielle et définitive, qu'après l'avoir convenablement étudiée et mûrie, comme lui, lorsqu'il la figure par le modelage.

CHAPITRE V.

—

LA SCULPTURE ET LA PEINTURE EN REGARD DE L'ANTHROPO-TAXIDERMIE.

J'ai hasardé, dans mon premier chapitre, des réflexions fort acerbes sur le compte des sculpteurs
et des peintres, et on n'aura pas manqué de les at-
tribuer à la petitesse de vues, à la sottise et, sans
doute aussi, à la malheureuse, si universelle et trop
naturelle *jalousie de métier.* S'il en est ainsi, il faut
avouer qu'on me le rend bien, et que c'est peut-être
à cet instinct de conservation que je dois de voir
les peintres se grouper, « en toute première ligne,
« parmi mes plus chauds antagonistes et mes plus
« ardens détracteurs. »

Quoi qu'il en soit, je vais ajouter ici quelques considérations nouvelles, qui semblent se rattacher à
ce même sujet; et, pour faire beau jeu à mes adver-
saires, je consens volontiers à ne m'établir que sur
le terrein de cette *pseudo* taxidermie dont je viens
de parler, et qui consiste à ne vivre que d'emprunt.

On m'a donc objecté que, le plus souvent, rien
n'appartiendra à l'individu reproduit, et que tout ce
qui sera mis en œuvre sera purement artificiel et, par

conséqent, privé de ce caractère spécial d'originalité et de ce *moi matériel*, qui, suivant mon dire, donnent tant de prix et de charmes à ce nouveau genre, et qui doivent le distinguer et le recommander, toujours et tout particulièrement. C'est très vrai; mais une pareille pièce aura, sans contredit, de très grands avantages, sur les portraits ordinaires les plus parfaits et les mieux conçus; car elle se distinguera, surtout, par l'expression exacte des formes, des contours et des proportions de la tête; par la facilité de voir celle-ci sous ses divers aspects (en face et de profil, par exemple), de la mesurer et reconnaître par le tact; de l'associer à tous les genres possibles de costumes et d'ornemens; de procurer, au reste du corps ainsi *dissimulé*, les poses les plus variées; de réunir, en un mot, sous un seul et même genre, des mérites inappréciables qu'en vain on demanderait à la sculpture et à la peinture, et qu'on n'obtiendra, *jamais*, même par leurs efforts les mieux combinés.

Ainsi, tout ce qu'il est possible de réaliser, par ces deux arts sublimes, l'anthropo-taxidermie, non seulement pourra le résumer, toujours et à elle seule; mais, outre qu'elle n'offrira jamais ni contresens, ni aucune absurdité matérielle, elle présentera des combinaisons nombreuses et importantes, auxquelles il n'est donné ni aux peintres, ni aux sculpteurs de pouvoir jamais atteindre.

Mais je m'arrête; car je n'en ai déjà que trop dit, pour autoriser tout le monde à me courir sus et à interpréter mes paroles, comme celles d'un insensé qui ose prétendre, que la taxidermie humaine va, désormais, réduire au néant l'art des Phidias et des Apelle. Une pareille supposition, de ma part, serait, en effet, le comble de la déraison, en présence, surtout, du cercle étroit de mes moyens et des chefs-d'œuvre variés que l'art du peintre et du sculpteur offre, sans cesse, à notre admiration.

Ce qu'on sera bien forcé de reconnaître, cependant, c'est que l'anthropo-taxidermie est un *genre à part et tout spécial*; qu'il ne peut être confondu avec aucun de ceux qu'on connaît; qu'il a sa sphère particulière; et qu'en s'élevant paisiblement, à côté de la sculpture et de la peinture, s'il est trop heureux d'emprunter, à ces deux sœurs aînées, celles des plus brillantes qualités qui les distinguent, il peut aussi leur prêter aide et secours dans plus d'une occasion.

Et qui osera prétendre, par exemple, que, lorsque l'anthropo-taxidermie sera parvenue au degré de perfection qui lui est réservé, elle ne puisse, *beaucoup mieux* que la sculpture et la peinture, reproduire les traits, le genre des vêtemens et certains détails intéressans de la vie domestique des hommes illustres qui ne sont plus ? Qui pourra dire que nous n'aurons pas, un jour, un *musée* ou des salons où se réuniront et *presque au naturel*, les grands hommes, auxquels nous sommes attachés par le sentiment, et que la toile, pas plus que le marbre et le

bronze, ne seront jamais en état de nous faire connaître *exactement* (1)?

Il existe, au surplus, cette extrême différence entre la taxidermie vraie et telle que je l'entends, et la
sculpture et la peinture telles qu'elles brillent depuis les temps les plus reculés, c'est que ces deux
dernières semblent faites, tout exprès, pour orner les
salons, les palais, les édifices et les places publiques;
pour se produire pompeusement au dehors; et pour
se mettre à la merci des grands, du luxe, du faste
et des nombreux caprices du riche; tandis que l'anthropo-taxidermie est évidemment réservée à n'occuper qu'un réduit mystérieux, un sanctuaire impéné-
trable; à ne parler au cœur que religieusement et silen-
cieusement; à ne satisfaire que des sentimens modes-
tes et cachés; à n'inviter qu'au doux, pieux et soli-
taire recueillement; et à ne réveiller et produire
que de tendres émotions, dans toutes les classes de
la société.

Qu'on ne vienne donc pas nous parler, pour
le mettre en regard du mien, d'un moyen bien
connu : de ces figures en cire, qui représentent

(1) Comme c'est avec la peau cranio-faciale des **hommes de**
la génération actuelle qu'auront lieu, très-probablement,
ces imitations de la nature, on ne saurait trop prévoir qui de
nous est prédestiné à devenir, tout-à-coup, un César. Qui un
Brutus? qui un divin Platon? un Newton? un Corneille? un
Sully? un dévot et saint personnage? Mais qu'on se rassure,
le rôle de chacun ne sera difficile ni à jouer, ni à soutenir,
et aucun de nous ne s'écartera jamais de l'*exacte nature*.

certains individus célèbres et qu'on va colportant, de bourgade en bourgade, pour exciter et satisfaire la vaine curiosité des populations ! A Dieu ne plaise que je veuille faire concurrence au genre ! Outre que mon procédé se rattache à des idées plus nobles et plus relevées, il est plus exact, plus sûr, plus durable, plus facile, plus naturel enfin, puisqu'il nous présente une peau réelle, avec des cils, des sourcils, des cheveux, etc., qui y sont *normalement* et *solidement* attachés ! Ce moyen reproducteur, quelque imparfait qu'il soit, peut, cependant, donner une idée avantageuse de la taxidermie humaine, et pourra même, dans quelques circonstances, être utilisé comme moule, à l'occasion de cette dernière.

Pour faire, au surplus, la part de tout le monde, et ne heurter, si possible, les prétentions et les susceptibilités de qui que ce soit, je dirai : lors même que l'anthropo-taxidermie serait une vérité incontestable et d'une application aussi sûre et aussi exacte que je l'avance, on continuera, néanmoins, de mouler tout comme auparavant, et l'on ne fera pas une statue, pas un buste, pas un portrait, pas une pièce en cire *de moins* ; mais on aura un moyen *de plus* de parler aux yeux, au cœur et à la raison.

CHAPITRE VI.

—

L'EMBAUMEMENT EN REGARD DE L'ANTHROPO-TAXIDERMIE.

Comme c'est essentiellement contre l'art d'embaumer les corps humains que je m'élève, dans ce mémoire, il m'importe de mettre ses procédés bien à nu, et de leur opposer les grands avantages que présente la taxidermie.

Toutes les opérations de l'embaumeur ont pour résultat évident de conserver les sujets qu'on lui confie, non-seulement dans l'état fâcheux où la maladie et la mort les auront réduits et laissés, mais en outre, avec une notable augmentation d'affaissement de certains tissus, dont l'intégrité doit concourir, cependant, à reconstituer les traits les plus saillans, et à garantir au moins la ressemblance du défunt. Ce dernier, dans l'embaumement, ne conservera, guère ou le plus souvent, que la peau sur les os et sur les parties fibreuses et tendineuses; toutes les autres, et notamment la peau, seront affaissées, desséchées et, par conséquent, informes et méconnaissables.

Il est bien vrai qu'on m'a fait cette objection étrange et qui devait renverser tout mon système : « Vous ne conservez, avec votre moyen, qu'une faible partie d'un décédé, tandis que, grâce à l'art de l'embaumeur, il est soustrait, *tout entier*, à la terre et mis complétement à l'abri de la destruction. » Mais je dois dire aussi, qu'on n'avait rien à répliquer, lorsque je demandais : ce que devenaient donc le cerveau et, en général, tous les viscères, au sortir des mains de l'embaumeur? Ce qu'il pouvait rester d'un corps, détruit par le marasme ou la vieillesse, après le dépouillement de ses principales cavités? Quel rapport il pouvait exister, entre cette momie emmaillotée et l'être vivant qui en avait fourni la carcasse? Et comment il était possible de remonter de l'une à l'autre, pour saisir quelques traits de leur ressemblance?

Mais en supposant même l'impossible, et que tous les viscères les plus nobles et les plus délicats puissent être mis, par l'embaumement et pour toujours, à l'abri de toute espèce d'altération et dans un état de conservation parfaite, je demanderai : Quel avantage il en pourra résulter, pour les parens, les amis ou les admirateurs du décédé? Voudront-ils, par hasard, se procurer, de temps en temps, la satisfaction de revoir le corps entier de ce défunt, dans toute sa nudité et dans son intérieur le plus intime? Ne seront-ils pas assez heureux, au contraire, de retrouver ses principaux traits, dans sa physionomie et ses mains, sans qu'ils aient à s'inquiéter de ce que seront devenus sa rate, sa vessie, ses intestins, gros et petits, ses muscles fessiers, etc., que l'embaumeur tient tant à honneur de pouvoir conserver intégralement? Pourrait-il jamais et dans aucun cas en être question? Fixent-ils, le moins du monde, notre attention, lorsque nous nous trouvons en face d'une personne qui nous est chère? N'est-ce pas plutôt sur la figure que nous portons notre œil scrutateur, afin d'y lire : si l'état sanitaire est bon, passable ou chancelant? Si le moral est bien ou mal disposé? Si tels changemens, plus ou moins avantageux ou défavorables se sont opérés? Si l'on peut, plus ou moins, compter sur la continuation des sentimens de cette même personne à notre égard? En un mot, si sa physionomie ou sa *mine*, qui nous préoccupe exclusivement, n'est pas envisagée, par nous, comme le fidèle miroir de son corps et de son âme?

N'est-il donc pas évident, que l'intégrité de toutes les autres parties ou régions matérielles, ne peuvent être envisagées, dans un cadavre embaumé, que comme une masse, désormais informe, sans but, sans utilité et purement *embarrassante*? Figurez-vous, en effet, sous ce dernier rapport, une agglomération de tissus animaux dûment racornis, de cinq ou six pieds de longueur, sur trois ou quatre de circonférence, et qu'il s'agira de placer, décemment, quelque part.

Si, au rebours de l'embaumeur, je ne mets aucune importance à la conservation de cet ensemble hideux et parfaitement inutile; et si même je puis être très-coulant pour ce qui concerne la région crânienne proprement dite, en revanche et contre toutes les pratiques reçues et *possibles*, dans l'art des embaumemens, je m'attache, avec le plus grand soin et presque exclusivement, aux détails minutieux qui relèvent de la face, et qui, je ne cesserai de le répéter, sont *la base fondamentale de l'expression et de la nature de tout individu de l'espèce humaine*.

Cette considération semble décisive en faveur de la taxidermie, telle que je la propose, et lui donnera toujours le pas, du moins pour la plus grande ressemblance, sur tous les autres modes connus. Ainsi, l'injection la plus fine, la plus heureuse et la mieux combinée; celle même de M. Gannal, par exemple, ne parviendra jamais à pénétrer les tissus musculaires, cellulaires et graisseux, de manière à empêcher un *retrait* quelconque et plus ou moins sensible de ces mêmes parties, suite de leur dessiccation successive et inévitable; de sorte que le visage et les mains ne tarderont pas à se déformer, par cette fâcheuse momification.

Pour tous ceux qui pourraient s'imaginer que je me suis fait un malin plaisir de dénaturer et de tourner en ridicule les procédés suivis, même de nos jours, dans un embaumement; et pour les personnes qui ne se font pas une juste idée de ce qui se pratique, en pareil cas, je me permettrai de donner ici un petit échantillon ou plutôt le type du genre, en transcrivant l'extrait du procès-verbal de l'embaumement de sa majesté le feu roi, *Louis XVIII,* tel qu'il se trouve (le procès-verbal) dans le *Répertoire général d'anatomie*, *volume* 8, *Paris*, 1829.

« Aujourd'hui, 17 septembre 1824, immédiatement après l'ouverture du corps du feu roi Louis XVIII, et conformément aux instructions qui nous ont été données par M. le marquis *de Brézé*, grand-maître des cérémonies de France, nous, soussignés, avons procédé à l'embaumement de la manière suivante :

» 1° Le cœur du feu roi, après avoir été lavé et macéré pendant quatre à cinq heures dans une solution alcoolique de deuto-chlorure de mercure ou sublimé corrosif, et avoir été rempli et environné d'aromates choisis, a été renfermé dans une boîte en plomb, portant une inscription indicative de l'objet précieux qu'elle renferme.

» 2° Les viscères des trois grandes cavités du corps, après avoir été incisés, lavés et macérés pendant six heures dans la solution susdite, ont été pénétrés, remplis et environnés d'aromates, et enfermés dans un baril en plomb, portant une inscription indicative des parties qu'il renferme.

» 3° La totalité de la surface du corps et celle des grandes cavités a été lavée successivement avec une solution de chlorure d'oxide de sodium, et avec une dissolution alcoolique de deuto-chlorure de mercure.

» 4° Les parties charnues, tant du tronc que des

membres, ont été incisées largement et profondément; elles ont été lavées ensuite avec les solutions susdites.

» 5º Les surfaces du corps, celles de ses cavités et des incisions ont été enduites à plusieurs reprises d'un vernis d'alcool.

» 6° Toutes les cavités ont été remplies de poudre, formées d'espèces aromatiques et résineuses variées.

» 7° Ces cavités ont été fermées par l'application de leurs parois, soutenues au moyen de sutures nombreuses.

» 8° Les membres, le bassin, le ventre, la poitrine, le col et la tête ont été successivement entourés de plusieurs bandes méthodiquement appliquées.

» 9° Toute la surface du corps ainsi enveloppée a été couverte de plusieurs couches de vernis.

» 10° Sur ce vernis ont été appliquées des bandes de diachilon gommé.

» 11° Sur les bandes de diachilon d'autres bandes de taffetas vernissé ont été appliquées.

» 12° Enfin, une dernière couche de bandes a été appliquée sur le taffetas vernissé.

» 13° L'embaumement terminé, la tête du feu roi a été couverte d'un bonnet, son corps d'une chemise, ses bras et sa poitrine d'un gilet à manches en soie blanche; tout le corps d'un linceul de batiste.

» C'est dans cet état que le corps du roi a été re-

mis à M. *de Brézé*, pour être déposé dans le cercueil qui doit renfermer ses restes mortels à Saint-
Denis. »

Le procès-verbal de cette solennelle et auguste
charcuterie, a été signé par *quinze* des principales
notabilités médico-chirurgicales de Paris, en témoi-
gnage de leur présence à l'opération, et, sans doute
aussi, en signe de leur entière approbation.

Le privilége, réservé presque exclusivement aux
corps des races royales, d'être si pompeusement
dépecés et si grotesquement conservés, après la
mort, ne serait pas même digne d'envie, si le dogme
religieux des anciens était encore en vigueur parmi
nous; savoir: « Que l'âme reste dans le corps, aussi
» long-temps qu'il subsiste, et que, sans le secours
» d'un grossier embaumeur, elle serait irrémissible-
» ment condamnée à errer dans l'air et privée de
» domicile. »

Il faut convenir cependant que, si les bons Égyp-
tiens éprouvaient une si vive sollicitude pour l'a-
venir et le repos de leurs âmes, ils ne se montraient,
du moins, pas trop difficiles sur le lieu et la nature
de leur séjour éternel, et qu'ils faisaient bon mar-
ché des ineffables et constantes béatitudes de la vie
future. Auraient-elles eu lieu ici, dans la boîte,
dans le baril, ou dans l'une des trois cavités, far-
cies d'aromates, soigneusement vernissées et dûment emplâtrées ?

Convenons plutôt : que si tous les embaumemens
qui ont eu lieu et ceux qu'on fera encore sont dus,

peut-être, à la pure vanité, la *routine* y a bien eu et y aura sa part aussi; et que si la vanité, d'après ce qu'on vient de lire, ne pourra plus guère se glorifier d'un moyen aussi ignoble; *l'étiquette*, cette routine de haut parage; en décidera autrement et voudra conserver tous ses droits!..... A la bonne heure!

CHAPITRE VII.

—

APPLICATIONS UTILES DE L'ANTHROPO-TAXIDERMIE.

Il est, du reste et à part toutes ces considérations, un motif *d'utilité* immédiate, et qui milite en faveur de l'adoption de mon procédé; je veux parler de la confection des fœtus, pour la démonstration des phénomènes de l'accouchement.

Jusqu'ici, ces pièces si importantes de l'obstétrique ont été et sont toujours, bien exactement encore, ce dont elles portent le nom, c'est-à-dire, de véritables *poupées*. Les plus distinguées sont formées du squelette d'un fœtus humain, qu'on a garni de crin, recouvert d'une peau de mouton, et qu'on envisage comme un chef-d'œuvre, si l'on a pu y adapter et de la manière la plus grotesque, je ne sais quel semblant de nez, d'oreilles et de bouche; mais de cheveux, d'yeux, de cavité buccale, de flexibilité dans les os du crâne, dans les sutures; il n'en est point question. Or, rien n'est plus important et plus nécessaire, que de reproduire toutes ces choses, et l'on y réussira complètement, en suivant les directions simples que j'ai données (1).

Ainsi, pour monter un fœtus naturel, ou même pour reconstituer le corps entier d'un jeune enfant, on peut, sans doute, en placer la peau, *en tout ou en partie*, sur un moule en fil de métal; mais il sera plus expéditif et plus simple *de les mettre en peau et monter*, comme cela se pratique avec certains animaux ; c'est-à-dire, en conservant leur squelette ou, du moins, les os du crâne, de la face et ceux des extrémités, et en les recouvrant du derme qu'on aura préparé et peint, suivant toutes les règles de l'art taxidermique.

Il conviendra seulement, pour un fœtus artificiel, de couper et d'enlever les membranes qui constituent les sutures et les fontanelles les plus essentielles, afin qu'on puisse les reconnaître plus facilement avec le doigt, obtenir mieux le chevauchement des premières, et quelques-unes des déformations auxquelles le crâne est exposé, dans la parturition, ainsi que le froncement du cuir chevelu.

Si, cependant, la nature du préservatif s'opposait

(1) La meilleure des poupées sera toujours le fœtus, lui-même, injecté avec une liqueur convenable, et conservé dans ce même préservatif, pour l'usage des élèves de l'un et de l'autre sexes ; mais il n'aura qu'un temps trop court pour ces derniers, et ne pourra guère leur être fourni, pour être mis à leur disposition après les leçons ; au lieu que celui que je propose durera fort long-temps, et sera propre à leur être remis, après leur examen et pour leur usage particulier.

à ce que la peau d'un fœtus, ainsi préparé, ne pût reprendre et garder le degré de souplesse nécessaire aux manœuvres diverses, et qu'elle fût exposée à s'érailler et à être déchirée par trop de raideur, il conviendrait de la faire *tanner*, comme celle d'un jeune animal, et de l'appliquer ensuite, sur un squelette, de la manière que je viens d'indiquer.

Il est, du reste, assez inutile de faire observer que les fœtus hydrocéphaliques et quelques autres monstres pourront être reproduits et conservés, par la taxidermie aidée de la peinture, plus exactement, que par tous les procédés en usage de nos jours. On renoncera, très-probablement, à tenir la plupart de ces objets dans l'esprit de vin, et on donnera d'autant mieux la préférence au simple moulage de leurs peaux, qu'il suffira amplement, qu'on pourra mieux les examiner ensuite, et qu'on aura surtout, à sa disposition, le squelette et, au besoin, d'autres organes intéressans qu'on est obligé de laisser en place, pour servir de moule et de soutien à ces êtres anormaux et bizarres (1).

(1) J'ai cherché, vainement, quelque chose de semblable, dans les divers musées de Paris. — Ritta-Christina semblait, cependant, inviter le taxidermiste à leur accorder toute son attention et à faire briller son art pour leur conservation, autrement que dans un bocal. Si, contre attente, les jumeaux de Prunay n'ont pas une meilleure destinée, ce ne sera pas ma faute ; car, me trouvant à Clamart au moment où ces enfans, si singulièrement confondus, y ont été déposés, je me suis empressé de signaler tout le parti qu'on pourrait en tirer par la taxidermie.

Il est aussi des tumeurs singulières, dont l'intérêt gît, presque tout entier, dans le renflement considérable, dans les saillies anormales et les singulières anfractuosités qu'elles forment sur la surface du corps. Les décrire, après les avoir mesurées exactement, est chose facile ; les dessiner, les peindre même est plus facile encore et plaira davantage à certains yeux ; leur immersion intégrale dans l'esprit de vin, sera demandée, instamment, par d'autres amateurs ; mais leur conservation par mon procédé, l'emportera évidemment. Il satisfera, du moins, au plus grand nombre des exigences, et n'aura pas les inconvéniens qu'on peut reprocher à tous les autres modes de préservation usités jusqu'ici.

Dans cette grande famille des *dermatoses*, où les descriptions doivent faire place au pinceau, n'y aura-t-il pas telles altérations qu'on aimerait retrouver, sur place et avec tous leurs accessoires ? Si les élévations, les fissures et les érosions diverses de telle partie du tégument commun, peuvent être rendues et conservées *au naturel*, par un procédé quelconque, qui ne voit, avec quelle facilité il sera donné de *colorier* et de *nuancer* ce fond primitif et fidèle ? Et n'appréciera-t-on pas cet autre avantage, dont on est privé par la peinture seule, de *toucher* ces aspérités, de les reconnaître au tact, d'en mesurer l'étendue et le relief, et d'en suivre le développement, dans l'intérieur de ce tissu dermique qui leur a donné naissance ?

Voudra-t-on, peut-être encore, condamner le moyen comme abominable, et assimiler celui qui le propose à un vil écorcheur? Mais alors que seront donc, en définitive, ces collections si recherchées de pièces anatomiques; et que sera ce fameux musée, fondé par Dupuytren, sinon un ramassis de hideux débris de chair humaine dégénérée, et destinée à satisfaire l'atroce fantaisie de quelques hommes dénaturés? Le crayon, le pinceau, le moulage et une facile et succincte description ne pourraient-ils pas figurer en place et suffire, pour prévenir toutes ces *nombreuses atteintes portées au respect dû à l'homme-cadavre?* Mais si ce n'est pas seulement pour satisfaire une vaine curiosité qu'on est à la recherche de ces tissus morbides; et s'il est question, au contraire, de les faire servir à un but d'utilité générale; comment ne voit-on pas que, *si le but ennoblit le moyen,* mes propositions et toutes leurs conséquences utilitaires peuvent être mises sur la même ligne, et qu'elles doivent également trouver grâce, aux yeux de l'humanité et de la raison?

Toutefois, si, comme je ne le prévois que trop, rien de tout cela ne touche, et si l'on reste impassible et de glace, en présence de ces innovations; eh bien! trouvez donc un autre moyen, à la fois plus convenable et plus sûr, de servir la police et la jurisprudence, dans les deux exemples que voici :

Un *inconnu* doit la mort à un accident, au suicide ou au crime, et son cadavre va incessamment

être la proie de la corruption : comment ferez-vous
pour que, dans quelques heures, dans un an,
peut-être, sa famille puisse faire constater son
identité, en même temps que son décès? Ses vêtemens ne suffisent pas; de papiers, de bijoux, d'effets, en un mot, il n'existe aucune trace; et vous,
magistrats, vous vous êtes hâtés d'enfouir les traits,
la cicatrice, les dents, les cheveux, la barbe, les
extrémités mutilées, contrefaites, etc.; qui tous
pouvaient être *caractéristiques!* Vous avez tout
anéanti, tandis que vous pouviez, d'un seul mot,
conserver les indices irrécusables, à l'aide desquels
tout se serait, sur-le-champ, éclairci!

Autre exemple: un assassin, un conspirateur se
tue, parce qu'il est découvert, au moment où il
exécute ou va exécuter son crime. Mais il a eu
soin de faire disparaître, d'avance, toutes les traces
qui auraient pu le faire reconnaître et compromet-
tre sa famille ou ses complices. La température,
cependant, est humide et chaude, et son effet im-
médiat sera une décomposition telle, de la figure
et des traits du cadavre, qu'il sera impossible de
les distinguer, au bout d'assez peu d'heures. La
justice, la société et, sans doute aussi, l'innocence
en suspicion et en cause, veulent que la vérité se
fasse jour, et qu'on ait tout le temps nécessaire
pour la découvrir. Mais un simple signalement
pourra-t-il suffire? et le juge d'instruction n'est-il
pas coupable d'avoir négligé le seul moyen propre
à obtenir, *tôt ou tard*, des renseignemens précis?

Quoi qu'il en soit de ces déductions et des motifs qui peuvent m'avoir guidé, dans la composition de ce mémoire et dans mes essais pour réaliser des vues si étranges, je ne puis assez le répéter : on ne se montrera pas seulement indifférent, mais on va, peut-être, m'accabler de reproches. Dieu sait même si je ne serai pas en butte aux accusations les plus graves! Car, dira-t-on, en faisant naitre l'idée, déjà assez horrible, de conserver la peau de quelque tête illustre ou chérie, vous n'aurez pas manqué de mettre sur la voie d'une autre innovation, plus exécrable encore : celle « d'écorcher des créatu- » res humaines, pour livrer leurs tégumens, à l'in- » star de la peau abjecte des plus viles charognes, » aux cuves dégoûtantes des tanneurs et, de là, à » une industrie abominable! » Cette prévision est peut-être fondée; mais, (et je ne crains pas trop de le dire!) où serait le grand mal, si elle ne tardait pas à se réaliser? Oui! on finira, *tôt ou tard*, par là.

Hé! pourquoi, je vous prie, reculerait-on davantage ici, qu'on ne le fait déjà, lorsqu'on livre, au coiffeur, les longues et belles chevelures de cadavres infects; et, aux dentistes, les dents ravissantes de corps en pourriture? Eh quoi! vous vous estimez heureux de pouvoir profiter de la sale dépouille de ces ordures, pour parer votre front et orner l'INTÉRIEUR de votre bouche; et vous ne trouvez pas d'expression assez forte, pour stygmatiser l'individu qui s'aviserait de faire servir la peau de ces mêmes corps morts, à des objets d'une utilité reconnue et qu'on peut facilement entrevoir !

Soyez donc conséquens. Libre à vous, sans doute, d'exiger et jusqu'à votre dernière heure, qu'on respecte *tout* ce qui vous appartient; d'ordonner que votre corps tout entier soit, bien scrupuleusement, cloué entre quatre planches; et de vous complaire, vous et les vôtres, dans cette idée consolante (puisque vous la trouvez telle), que vous serez livrés, très-religieusement et peu d'heures après votre décès, à l'insatiable avidité des vers et de toutes les causes de destruction qui vous attendent.

Si tel est votre bon plaisir, et s'il ne vous faut rien que cette douce certitude pour que vous puissiez mourir en paix; ah! soyez bien tranquille, tous vos vœux seront comblés! Mais ne demandez rien de plus, et n'allez pas prétendre, surtout, qu'on ne doive pas acquiescer, également, à la volonté dernière et expresse de tel de vos voisins, de vos amis, ou de vos parens, lorsqu'il demandera instamment : « Qu'on conserve, pour ses proches, sa » tête et ses traits; et qu'après avoir fait subir, au » reste de ses tégumens, les préparations nécessai- » res, on les répartisse entre ceux de ses amis qui » désireront en posséder quelque parcelle en sou- » venir. »

Quel est, je vous prie, celui qui, dans ces deux suppositions, aura le mieux mérité de sa famille, de l'amitié, de la raison et de l'humanité? L'humanité! Hé! avez-vous donc oublié, qu'on la sert toujours, chaque fois que, sans porter atteinte aux lois et aux convenances sociales, on l'arrache à un préjugé quelconque, et qu'on substitue à quelque vieille absurdité, une nouvelle industrie, un nouveau moyen d'utilité publique?

CHAPITRE VIII.

—

MOYENS DE VAINCRE LES RÉPUGNANCES QU'INS-
PIRE L'ANTHROPO-TAXIDERMIE.

Le résultat du moyen que je propose ici est infaillible, si l'on parvient à l'introduire insensiblement,
et à le mettre au-dessus de ces dogmes puérils, que
la superstitieuse routine nous a légués, et qui, de
toute éternité, nous courbent sous leur affreux joug
de plomb!

Mais, comment faudra-t-il ou pourra-t-on procé-
der, pour secouer ce joug et atteindre le but pro-
posé? Et, d'abord, rien de plus simple que de constater la vérité et la facile application de tout ce que
je viens de dire.

Livrez, par exemple, au chamoiseur, au tanneur,
quelques parcelles de peau humaine; puis, osez, en
face des produits divers qui surgiront, en présence
des nombeux usages auxquels ils pourront servir,
et en réfléchissant aux besoins toujours croissans
de la société; osez, dis-je, proscrire cette nouvelle
ressource, et accuser tous ceux qui veulent qu'on
s'en empare!

Mais, s'il s'agit, pour le moment, du vrai moyen d'éclairer les esprits, en leur démontrant la facilité de reproduire, avec *exactitude*, tel et tel individus, on commencera par faire mouler, dessiner ou peindre ces derniers, de leur vivant ou après leur mort, puis on procédera à leur taxidermie, avec les précautions indiquées. Les résultats qu'on obtiendra et qu'on ne s'obstinera pas trop long-temps à vouloir mettre en lumière, trancheront net la question, et ne laisseront plus aucun doute sur ce qu'on peut attendre de cet art nouveau. Les hôpitaux, d'ailleurs, seront là pour fournir ample matière à s'exercer en tous sens, et pour constater les effets et la valeur de ces divers essais.

Il serait plaisant, toutefois, que, parmi le grand nombre d'individus qui fouillent, chaque jour, dans l'organisation intime des cadavres, et qui s'appliquent, surtout, à préparer et conserver des pièces pathologiques *naturelles*, il s'en trouvât qui partageassent les répugnances et les terreurs vulgaires qu'inspire ce sujet; et il me serait pénible de croire, qu'ils ne contribueront pas, par leurs discours, leurs écrits et leur exemple, à vaincre la puissante opposition que je vais soulevant partout! J'ai dit leur exemple : eh bien oui! je le réclame en faveur de l'anthropo-taxidermie, pour lui donner cours et la mettre en honneur.

Je dirai donc à tous ceux qui se sont illustrés dans la carrière scientifique, ou qui continuent à donner des gages de leur zèle et de leur amour pour les progrès; je leur demanderai, si, après s'être bien assurés de la vérité de mes assertions, ils *craindraient*, par quelque disposition testamentaire, de recommander, à tel de leurs élèves ou de leurs amis, de s'appliquer, après leur décès et suivant les principes de l'anthropo-taxidermie :

1° A restaurer leurs traits, de la manière la plus naturelle;

2° A donner, à leurs têtes, une pose et un aspect convenables et propres à les rappeler à l'amour et à la reconnaissance de tous ceux auxquels ils étaient chers;

3° A recouvrir ces têtes de quelques accessoires décens et connus de tous;

4° A les entourer, peut-être, des principaux titres de gloire, des insignes ou des attributs des illustres défunts;

5° A garantir suffisamment le tout, en le déposant dans tel lieu qu'il leur plaira d'indiquer, et que leurs contemporains ou la postérité s'empresseront de leur assigner mieux encore.

Ceux de ces savans qui auront, les premiers, je ne dirai pas le courage, mais l'heureuse idée d'un semblable appel à l'art conservateur que j'invoque aujourd'hui, ne seront pas mus, à coup sûr, par un vain motif d'amour propre; mais ils se laisseront aller à la satisfaction qu'ils éprouveront d'être, long-temps encore, au milieu de leurs parens et amis, et de procurer, à tous, l'avantage de les posséder, bien au-delà du terme assigné par la nature.

Mais ne voudront-ils pas participer, eux aussi, aux bienfaits que promet le moyen? Or, s'ils ont la douleur de perdre un des leurs, ils aimeront, sans doute, à se consoler, par la douce perspective de le voir et de le posséder toujours; d'être réunis un jour à ses côtés; de recevoir ensemble l'expression des tendres sentimens d'une famille unie et dévouée; et d'affaiblir, aux yeux de celle-ci, ce que l'idée de la mort a de plus cruel (1). Ils auront, du moins, le grand mérite d'avoir contribué, par là, à faire taire, au bénéfice de leurs semblables, la prévention la moins légitime et la plus invétérée qui existe encore parmi les hommes. Tout semble donc se réunir, pour les encourager à entrer dans cette voie, où *l'agréable et l'utile* se donnent réciproquement la main.

Eh! pourquoi ne ferait-on pas, ici, ce à quoi on

(1) Lorsqu'une personne chérie vient de rendre le dernier soupir, la douleur est poignante chez les assistans, et si elle semble s'apaiser insensiblement, c'est pour se ranimer plus vive, le jour des funérailles. Elle est à son comble lorsqu'à la dernière demeure, la terre entr'ouverte se referme en grondant sur le cercueil. C'est que, parens et amis éprouvent alors, qu'ils sont séparés, à *jamais*, de l'objet de leur affection, et qu'ils viennent de lui dire un *éternel* adieu. C'est que, sans doute encore, ils font, dans ce moment solennel, un sombre retour sur eux-mêmes, et qu'ils voient, pour leurs dépouilles mortelles, s'approcher aussi l'heure du néant. Mais, dans ce terrible drame, *le roi des épouvantemens* ne perdra-t-il pas de son irrésistible et farouche ascendant, si nous avons su nous ménager un refuge, à l'ombre du moyen *conservateur* qui s'offre à nos sentimens instinctifs?

a été forcé, autrefois, afin d'accoutumer les esprits
vulgaires à l'importante ouverture des cadavres?
Ah, certes! ce n'est pas à la voix des classes infé-
rieures, maintenues dans l'ignorance et en proie à
l'abrutissement, que les nécropsies et l'art de disséquer ont pris naissance. Le dogme du respect ca-
davérique y était trop généralement et trop profondément empreint et enraciné, pour qu'on eût osé
y porter, ouvertement, la plus légère atteinte.

C'est donc, grace à la haute raison de certains
hommes supérieurs, au courage de quelques ci-
toyens éclairés, et à l'exemple donné par des personnes marquantes et influentes, qu'il nous est
donné de connaître, aujourd'hui, la structure du
corps humain, les altérations que lui font subir les
maladies et leurs nombreuses causes, les moyens
d'attaquer les unes et les autres, les ressources de
la police médicale, les lumières de la médecine légale, etc., etc. Ne cite-t-on pas, avec honneur, les
philanthropes qui ont cru devoir servir encore la
cause de l'humanité, en mettant leur corps à la disposition des anatomistes, et en faisant rougir, par
ce legs fait au profit de la science, les faux sages
qui en rendaient et voudraient encore en rendre
les abords, à tout jamais impraticables?

De pareils exemples sont trop dignes d'éloges,
pour rester sans imitateurs. Que demande-t-on, après
tout, et quelle sera l'énormité du sacrifice? une simple parcelle du derme, et du poids de *quelques onces
seulement*! Tout le reste sera intact et pourra rece-

voir les honneurs de la sépulture, exactement comme si cette petite portion des tégumens communs y participait aussi. Hé! que d'organes plus volumineux; et que de parties plus importantes on retranche et rejette, (Dieu sait où!) lorsqu'il s'agit d'embaumer un corps quelconque!

Et, d'ailleurs, ce qui est possible, si cette mince portion tégumentaire cessait d'inspirer l'intérêt qu'on avait mis d'abord à sa possession, croyez-vous qu'il faudrait nécessairement la jeter, avec dédain ou indifférence, et qu'il serait peu probable qu'elle pût, un jour, être inhumée convenablement? Qui ne voit aussi, qu'elle pourrait être conservée dans un cercueil métallique et placée dans un monument quelconque, érigé, dans tel ou tel lieu, à la mémoire du défunt?

Et pourquoi cette simple boîte ne deviendrait-elle pas le *caveau* de tous les membres de la même famille, pour s'y donner successivement rendez-vous? Du moins, cette famille n'éprouverait jamais la plus légère difficulté, ni le plus petit embarras d'être réunie dans ce sanctuaire commun. Ajoutons que ce dernier ne cesserait, pas un instant, d'être *portatif*, et que les *tombes consacrées* ne seraient plus l'apanage exclusif de certaines races privilégiées. Car, si la police doit intervenir, pour que les inhumations ne puissent pas avoir lieu, partout et suivant le bon plaisir des parens, lorsqu'il s'agit d'un corps tout entier, elle n'aurait, à coup sûr, rien à dire, s'il n'était question que de simples lambeaux desséchés et mis hors d'état d'entrer en putréfaction, qu'on voudrait transporter d'un lieu dans un autre.

Il pourra bien arriver, au surplus, qu'on voudra ne pas commencer par acquiescer à *toutes* mes propositions; mais, comme déjà on tient à se procurer quelques mèches des cheveux d'un décédé, chéri ou éminent, il semble qu'on sera plus heureux encore de posséder sa chevelure, dans son intégrité et, surtout, avec ses attaches propres et naturelles.

Toutefois, la MAIN l'emportera probablement, car elle sera toujours reproduite avec fidélité, et se présentera, constamment, sous l'aspect le plus gracieux ou le plus propre à rappeler les caresses, les bienfaits, l'adresse, l'habileté, ou la force du défunt. Sa restauration, sa conservation, ses poses et ses ornemens divers, n'offriront, d'ailleurs, aucune difficulté et se présenteront toujours de la manière la plus simple et la plus naturelle (1).

(1) Dans les premiers jours de l'année 1838, le duc de Montebello, que son ambassade en Suisse a rendu si célèbre, a visité l'hôpital de Lausanne, et a paru voir, avec quelque intérêt, les spécialités de plus d'un genre qui distinguent cet établissement. Je l'ai entretenu, également, de mon projet de conservation de la peau humaine. Mais l'aspect d'une calotte cranio-faciale qui trempait encore dans une solution alumineuse, n'était, sans doute, pas propre à le prévenir en faveur du genre, et n'a pas valu trop de félicitations à son auteur. Cependant, après avoir examiné une main entière, qui était assez bien *encotonée*, et, sur mon observation : combien il était à regretter, qu'on ne pût rien reproduire de ce qui avait appartenu en propre à quelques-

Du reste, quelque faible et imperceptible que soit le progrès que ces idées appelleront, dans l'art et le besoin de conserver des tissus tégumentaires humains, il est facile de prévoir qu'on n'en restera pas là ; qu'un entraînement successif sera de rigueur, ici comme en toutes choses ; qu'on sera poussé bien loin et plus loin qu'on ne pense ; et qu'on subira, enfin, l'influence irrésistible de l'utilité, de la mode, des caprices divers, de la nécessité, et de leur infaillible exploitation, en faveur de l'avide et heureuse industrie.

Toute chose, du reste, a un commencement, lequel est, le plus souvent, microscopique. Si, sous ce rapport, on peut me contester, ici, l'honneur de l'invention, je réclame, du moins, celui d'avoir donné une *vigoureuse* impulsion à cet art naissant.

Quoi qu'il en soit, le nom de son fondateur est enveloppé dans la nuit des siècles, et restera éternellement inconnu ; car il faudrait remonter jusqu'à celui qui, le premier, aura osé couper *un seul cheveu* sur le corps mort d'une personne chérie, pour le

unes des gloires de la révolution française, à *quelque illustre maréchal*, par exemple, le duc finit par convenir, qu'il ne répugnerait pas trop à posséder la main d'une personne qni lui aurait été chère, et qu'il pouvait y avoir quelque intérêt à sa restauration et à l'orner de ses bijoux habituels. Mais pour la tête !.... En voyant ce diplomate *céder la main* de si bonne grâce, ne serait-on pas tenté de lui supposer un caractère porté à la bienveillance, un esprit disposé à la conciliation ?

conserver en doux et tendre souvenir. Il est, d'ailleurs, probable, que le malheureux ne se sera pas vanté de cette témérité grande, et qu'il gémirait, s'il pouvait connaître toutes les conséquences de son audace.

C'est ainsi qu'on peut dire, également, de l'anatomie normale et pathologique, malgré le haut degré de perfection auquel ces deux sciences sont parvenues de nos jours : « Qu'elles reconnaissent » pour créateur, celui qui, le premier, osa se faire » maudire et lapider, en pratiquant, avec un instru» ment grossier, une simple incision dans le flanc » d'un cadavre humain. »

Je ne crois pas qu'on en vienne tout-à-fait là, pour ce qui me concerne; mais, quoi qu'il arrive, je resterai sur la brèche, prêt à repousser, de mon mieux, les coups qu'on voudra porter à mes doctrines et à mes convictions.

POST-SCRIPTUM.

Les restes inanimés du célèbre Broussais étaient hélas! scellés dans un cercueil en plomb, et allaient recevoir tous les honneurs dus à l'homme de génie, lorsque j'ai demandé instamment et au nom du monde médical tout entier, de reconstituer sa grande figure. Je n'ai donc pu obtenir l'élément essentiel à la conservation du grand pathologiste. Comme il eût dignement inauguré le moyen! et comme il méritait de reposer à ce Val-de-Grâce, théâtre de sa gloire, et où ses amis et ses disciples revendiquent chaudement son cœur! Ce cœur était trop haut placé pour céder aux préjugés vulgaires, et redouter de donner un exemple favorable au progrès. J'étais donc sûr de remplir les intentions de l'illustre défunt, tout en comblant les vœux des hommes de science.

RÉSUMÉ.

Les résultats suivans semblent dériver de l'exposé de cet essai sur l'anthropo-taxidermie :

1° Cette branche de la taxidermie constitue le moyen le plus simple, le plus sûr et le plus naturel, de rappeler les traits des individus de l'espèce humaine dont on désire conserver le souvenir.

2° Il suffit, pour cet effet, de la peau de la *région cranio-faciale*, ou même du *masque seul*.

3° C'est dans ces parties et dans la face surtout, que se dessinent, presque exclusivement, les caractères distinctifs de l'individualité de l'homme.

4° C'est donc à faire bien ressortir ces traits caractérisques, que consiste la principale tâche du taxidermiste.

5° Cette peau doit, en conséquence, être disséquée, traitée par des préservatifs convenables, puis étendue sur une *forme* ou un *moule* qui soit propre à exprimer, le plus exactement possible, les traits de l'individu qu'on veut reproduire.

6° Ces formes peuvent être *naturelles* ou *artificielles*.

7° Le modelage de certaines parties est, parfois, nécessaire, pour obtenir un moule plus parfait.

8° Il importe, également, de remplacer certaines pièces, par des moyens artificiels.

9° Il convient, en outre, de rendre, à cette peau, son incarnation et les nuances variées et naturelles de son teint.

10° Il est convenable et conforme à la raison, d'entourer une tête taxidermée, des objets de toilette qui peuvent servir à la mieux reconnaître, ou à la rendre plus intéressante et plus chère.

11° Il importe, enfin, de placer, décemment, une tête ainsi taxidermée.

12° L'embaumeur qui s'est chargé, jusqu'ici, de pourvoir à la conservation des corps inanimés de certains personnages, manquait, complètement, le but essentiel et raisonnable qu'on doit se proposer.

13° Les opérations diverses et propres à l'embaumement, doivent donc être repoussées; et d'autant plus, qu'elles sont absurdes et hideuses dans leurs résultats.

14° L'anthropo-taxidermie a le grand et tout spécial mérite : de résumer, à elle seule, les avantages réunis de la sculpture et de la peinture.

15° Elle est, même, sous plusieurs rapports importans, supérieure à ces deux arts.

16° Elle en diffère, entièrement, par la nature des sentimens qu'elle inspire, ainsi que par ses tendances.

17° Elle peut donner naissance à des *poupées*, pour l'intelligence de l'obstétrique, et pour l'exposition des manœuvres qui ont rapport à cette partie.

18° Elle est destinée à enrichir, de nouveaux produits, les musées d'anatomie pathologique.

19° Elle servira la police et la jurisprudence, dans quelques circonstances graves.

20° Elle peut, en empruntant la peau de certains cadavres, reconstituer la figure de personnages, décédés depuis nombre d'années, et imiter encore celle d'individus pleins de vie et de santé.

21° Elle mettra sur la voie d'utiliser la peau humaine, tout comme on s'avise, déjà et depuis très long-temps, de tirer parti des cheveux et des dents de quelques corps morts, pour parer le front et orner la bouche d'un grand nombre de personnes vivantes.

22° Il est facile, au moyen des hôpitaux, de s'assurer des résultats de toutes ces propositions.

23° Ils sont trop avantageux, pour ne pas vaincre, successivement, chez quelques hommes supérieurs, la répugnance extrême qu'inspire généralement ce moyen.

24° Cette répugnance est aussi déraisonnable, fâcheuse, et absurde qu'était, naguère encore, celle, également prononcée qu'on éprouvait partout, pour l'ouverture des cadavres humains, et pour les faire servir à l'étude de l'anatomie normale et pathologique.

25° Les mêmes moyens qui ont fait triompher de l'une, ne manqueront pas de porter à l'autre des coups décisifs et propres à la faire tomber sans retour.

26. Ces moyens sont ceux que l'expérience a sanctionnés partout et que dicte la saine raison ; c'est-à-dire, l'exemple donné par les classes influentes et instruites.

TABLE DES MATIÈRES.

Introduction. v
Chapitre premier. Considérations générales. 1
Chap. II. Bases de l'anthropo-taxidermie. 8
Art. I. Dissection de la peau de la région cranio-faciale. . . 10
Art. II. Préservation des tégumens. 11
Art. III. Formes ou moules pour recevoir cette peau cranio-fa-
    ciale. 13
A. Formes artificielles. 15
B. Formes cranio-faciales naturelles. 21
Art. IV. Modelage de certaines parties. 25
Art. V. Remplacement de quelques parties. 29
Art. VI. Application de la peau sur la forme. 30
Art. VII. Restauration des couleurs de la peau. 31
Art. VIII. Toilette d'une tête taxidermée. 34
Art. IX. Placement d'un individu taxidermé. 35
Chap. III. Difficulté de faire adopter le moyen et inconséquences
    fâcheuses et bizarres sur ce point. 41
Chap. IV. Moyens transitoires et modifications anthropo-taxi-
    dermiques. 51
Chap. V. La sculpture et la peinture en regard de l'anthropo-
    taxidermie. 55
Chap. VI. L'embaumement comparé à l'anthropo-taxidermie. . 60
Chap. VII. Application utilitaire de ce moyen. 68
Chap. VIII. Moyens de vaincre les répugnances qu'inspire la
    taxidermie humaine. 77
Résumé. 86